組織論からみた病院経営

岐阜大学医学部附属病院
前病院長
小倉真治 著

へるす出版

まえがき

「全体最適化」という言葉があります。主にＩＴ業界で使われてきた言葉です。おそらく医療の世界では、10年以上前に私が使ったのが初めてではないかと考えます。医療の現場では、全体最適化ができていないということは、「目の前の一つのことを成就できても全体を見渡すと進んでいない」という意味合いで使います。平たく言うと、「手術は成功しましたが、患者さんは助かりませんでした」などという一般の人の感覚ではあり得ないことを平気で口にするということです。

私は救急医学を専門分野として30年以上生きてきました。その専門分野のなかのアウトカムは、患者さんが助かったかどうかという点にあります。そのためには病院前の医療から始まり、病院の入口である救急初療室（ＥＲ）、そして手術や集中治療など病院の中の医療という三要素すべてが必要になります。テレビドラマのように一人のスーパースターが天才的な手術をすることだけで助かるケースはないと言っても過言ではありません。

これらすべてが最適に働くことで患者さんが助かるという意味で、私は「全体最適化」という言葉を好んで使います。

本書は、国立大学病院の病院長という立場で、患者さんにとってよりよい医療を提供するという目標に向けて病院全体がどのようにして全体最適化を図っていったか、という過程を病院長の任期が終わって半年ほどかけて何度も講演で話したことをフィードバックしながら作り上げました。いろいろな障害がありましたが、「諦めないこと」「正しい目標を立てておくこと」ができれば助けてくれる人が増えてくることを述べています。

元女子プロゴルファーの宮里藍さんが、ある試合の優勝インタビューで「今日は運がよかったですね」という失礼な質問を受けたときに「運は使っても減りませんから」と答えたのを目の当たりにしました。いい言葉だなと思い、よく使わせていただいているのですが、私たちの世界では運＝人、人脈だと思います。一人では何事も達成できません。チーム医療という言葉は定着しましたが、真の意味のチーム医療というのは人々が互いに助け合うことであり、それを理解している医療者は残念ながら少数でしかないと思います。

私の懇意にさせていただいている知人の柴田励司さんの著書に『優秀なプレーヤーは、なぜ優秀なマネージャーになれないのか？』（クロスメディア・パブリッシング刊）があります。ともすれば優秀なプレーヤーが陥りがちな陥穽に、プレーヤーとしての私がやれたことは誰でもやれるはずだと思い込み、「なぜ人は正しい私の言うことについてこないのだろう」、と悩むということをよく耳にしますが、その理由がその本を読むと明確にわかります。つまり、自分を生かすためにはまず人を生かさないとならないということです。

私のものの考え方は一般の医療者のなかでは変わっているかもしれません。ただ、救急医学というフィールドでは当たり前の考え方であり、それを実践したのが本書です。頭ではわかっているけれど、という人はぜひ本書を手にとって実践してみてください。今日から世界が変わります。

最後に本書を出版するにあたって、多大な労力を費やして頂いた、野口晃一郎、松原真由子両氏に感謝の意を述べたいと思います。お二人の貢献がなければ、企画さえ成立しなかったと強く感じます。

2019年8月

小倉　真治
岐阜大学医学部附属病院前病院長

目次

巻頭 大病院がV字回復するための7つの戦略（アクションプラン）！ ……1
～岐阜大学医学部附属病院を例に～

1 自病院の立ち位置の可視化、ミッションの再確認 ……5

2 患者さんの流れが滞っていないか ……6

◆収入増＝患者さん増、直接的ステークホルダーのみならず間接的ステークホルダーの賦活

3 行った活動が確実に収入に結びついているか ……8

◆収入増＝患者さん単価増、医療はやりっぱなしでは自己満足であって、経営には資さない→きちんと収入に結びつくことを考える

4 収入が増えただけで喜んでいないか……9
◆収入増＝利益増ではない、支出の抑制をしなければ利益は上がらない
5 従業員が楽しんで働いているか……10
6 患者さんの顔が輝く瞬間を作れているか……11
◆いやな顔をさせていないか
7 お金の流れによどみはないか……13
◆固定経費と変動経費の峻別とタイミング
プロローグ
希望への挑戦「聖域なき経営改革宣言」……15
～最高のサービスを患者さんに届ける最高の病院を目指して～
1 最高の病院に向けて決意表明する……16
2 最終ゴールを明確に掲げる……17
3 最高のサービスを届ける最高の病院とは……18

第1の実践 共同体組織から脱却する ～ステークホルダーに着目する～ …… 21
1 ステークホルダーとは …… 22
2 病院における構成員 …… 23
3 ステークホルダーに与える影響 …… 24
4 よい組織の要素は「大きさ」「固さ」「強さ」 …… 25
5 共同体組織と機能体組織 …… 27
コラム 機能体組織の落とし穴──組織の滅びる原因とは …… 29
第2の実践 機能体組織の成功事例を築く ～岐阜県の救急医療体制を確立～ …… 31

1 外堀から埋める……32
2 救急医療の理念を掲げる……34
3 理想像を一番よいタイミングで示す……35
4 救急医療における機能体組織……36
5 機能体組織の成果……38

第3の実践 機能体組織への転換を図る……41
～大学病院経営にメスを入れる～

1 経営理念の確立……42
2 経営の流動性を確保する……43
3 組織文化を明確にする……44
4 SWOT分析……46

第4の実践 経営の要諦に奇策なし ～入るを量りて出ずるを制す～ 49
1 経営戦略室の設置 50
2 目標をブレークダウンする 52
3 購買コストの適正化 53
4 ESCO事業による固定費の抑制 55
5 営業と広報の強化 57
第5の実践 ボトルネックの解消に努める ～トヨタ「カイゼン」に倣う～ 61
1 病院におけるボトルネック 62
2 聖域にメスを入れる 63

3 ワンストップサービスの確立 65
4 トヨタのカイゼンに倣う 66
5 慢性化していた課題と不満を解消 67
6 会計の待ち時間を大幅短縮 69
7 入口・出口戦略を進める 71
8 患者動向を予見する 72

第6の実践 ESなくしてCSなし① ～従業員満足に重きを置く～ 75

1 ESなくしてCSなし 76
2 モチベーションを高める 77
3 承認する文化を育む 78
4 同志が集まる機会を作る 80
5 多職種の仕事を知る 80

6 働きやすさに目を向ける……82

第7の実践
ESなくしてCSなし②……83
～患者さんの幸福度アップにつなげる～

1 食事に最大限の配慮を……84
2 子どもたちの夢を叶えたい……85
3 院内で感動を味わう……86
4 親近感をもってもらう……88

第8の実践
リーダーに必要な資質を知る……91

1 カエサルだけがもっている資質……92

2 決断はしない、決断し終えている …… 94
3 描くビジョンが見える想像力 …… 95
4 優秀なマネージャーになる …… 96

結びに
医療者が目を向けるべき経営的視点とは …… 99

著者略歴 …… 103

巻頭

大病院がV字回復するための7つの戦略（アクションプラン）！

～岐阜大学医学部附属病院を例に～

高齢社会が進み、患者さんが増加することによる病院の収入増が今後生じることは予測できます。しかし、経営とは収入を増やせばそれでよいわけではありません。収入増に伴って自然に増えてくる支出を抑制しなければ利益は増えません。利益が増えないと投資ができないということになります。着実に患者さんを増やしていくためには、安定した経営を図る必要があります。それには適切な投資を図る必要があるのです。

したがって、病院の経営を安定させるために、私がまず注目したのは経常利益率でした。支出を抑制し、確実に診療報酬を得ること、経常利益率を上げることに努めてきました。

図1は国立大学法人における経常利益率の平均値と岐阜大学医学部附属病院の経常利益率を表したものです。２０１４（平成26）年度、消費税が８％になったことにより、全国的に経常利益はマイナスに転じました。当院も利益率は減少し、マイナスとなりました。しかし、翌平成27年度には努力の結果なのでしょうか、全国的にもプラスに転じ、0・2％とぎりぎりでしたが黒字に転じました。一方、当院は3・5％ととくに高い伸び率を示しました。それ以降高値を維持してきました。

V字回復の背景には、これから掲げる1〜7のアクションプランを実現したことがあります。病院経営に携わるようになり、自分の病院がどの場所にあるのか、ポジションと役

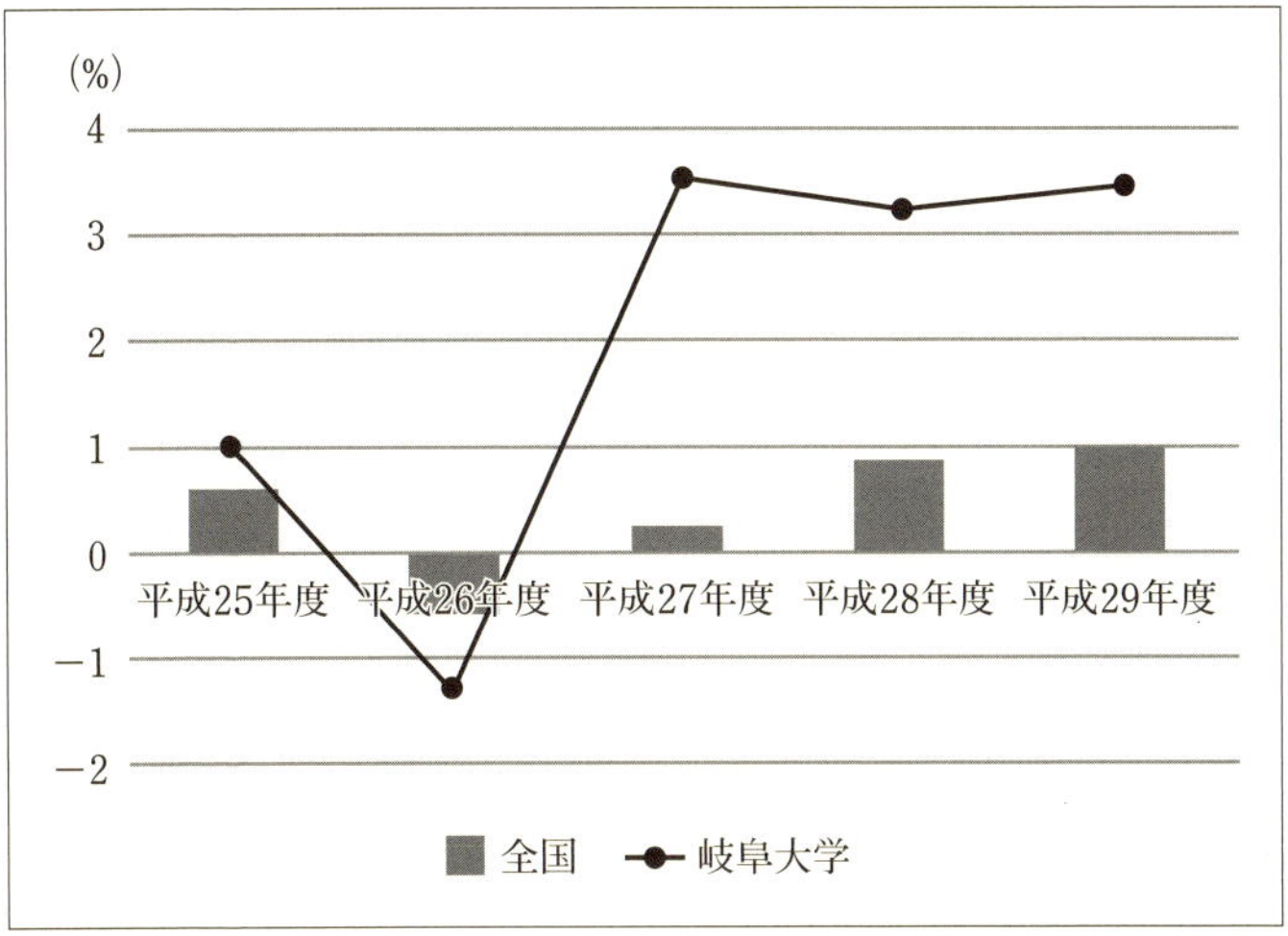

図１　経常利益率における全国国立大学のなかでの岐阜大学の立ち位置

割を明確にするため、ＳＷＯＴ分析を行い、ミッションを再確認しました。そのうえで、ボトルネックの解消に努めながら、ペイシェントフローマネジメントを行い、患者さんを増やすための施策を展開してきました。

　経営企画部門にもメスを入れ、これまでの予算を管理するのに近い業務から、中期計画、長期計画に基づいた経営に直結する予算執行を試みました。それらが収益を上げるための第一歩となりました。現在、病床利用率は年々増加傾向にあり、収入も右肩上がりで推移しています（**図2、3**）。

　本文に先立って、当院をＶ字回復に導

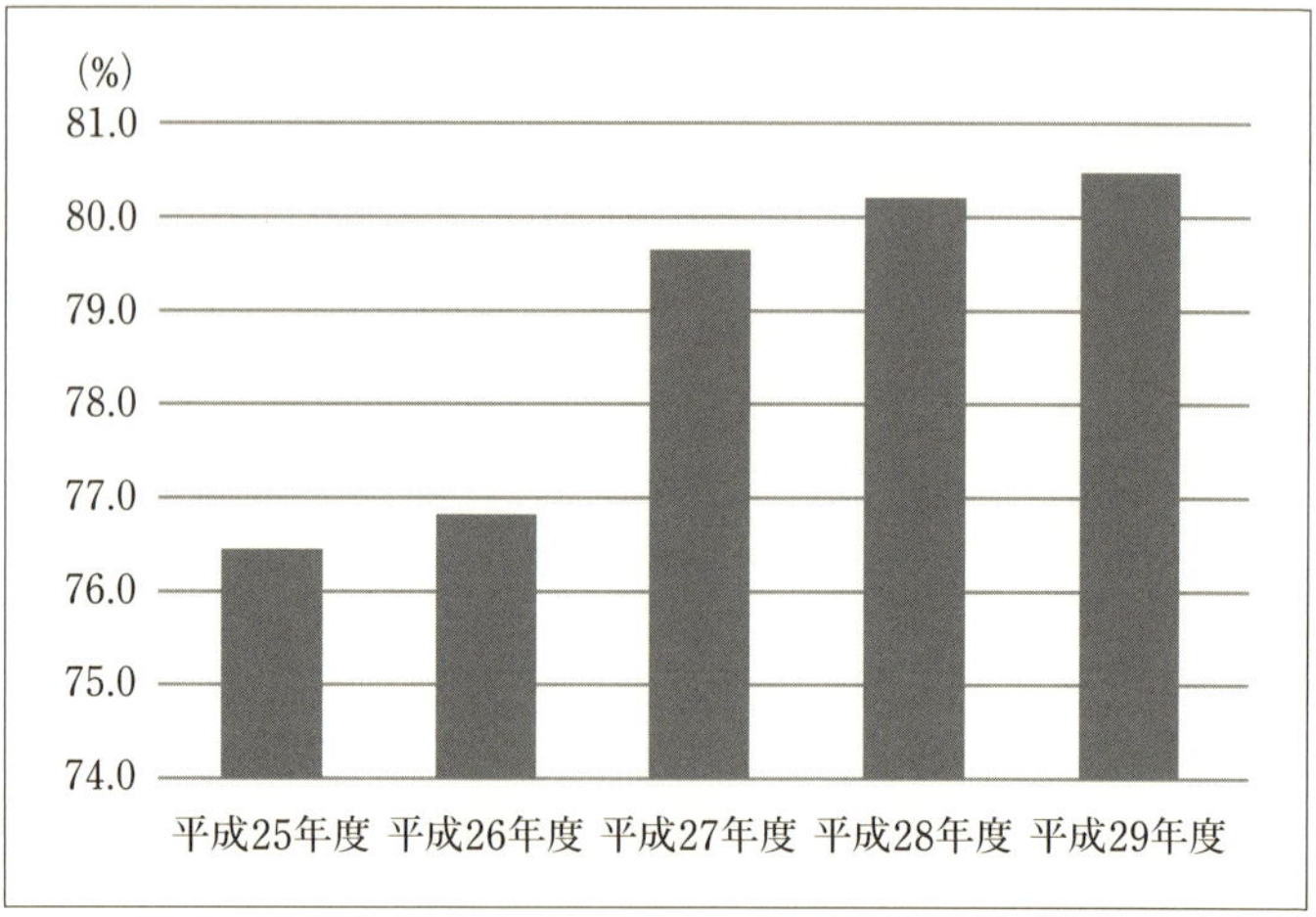

図２　岐阜大学医学部附属病院病床利用率

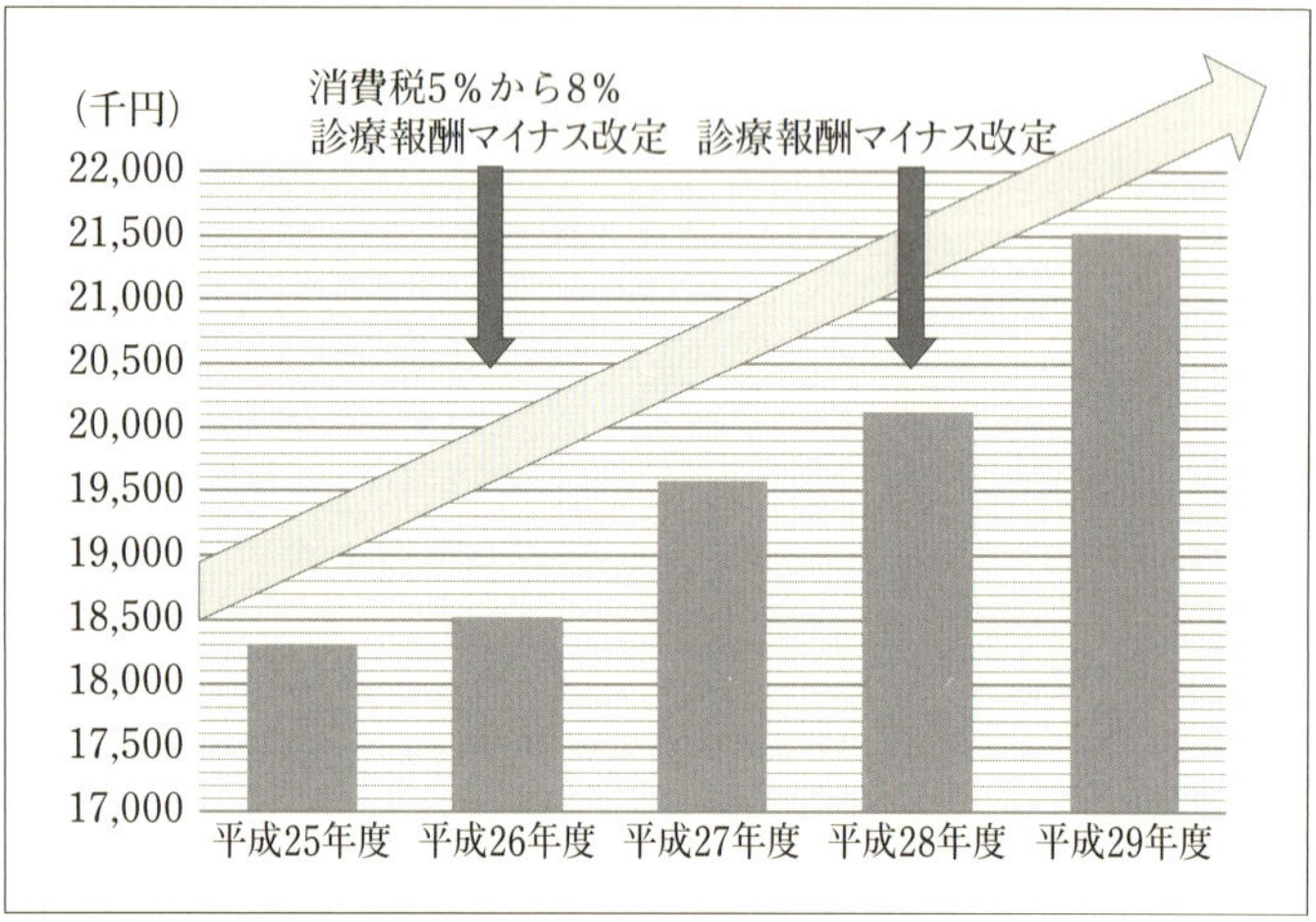

図３　岐阜大学医学部附属病院医業収入

いた7つの戦略（アクションプラン）をご紹介します。

1 自病院の立ち位置の可視化、ミッションの再確認

経営者は、自分の病院の立ち位置を確認する必要があります。でなければ、どのような施策を打ってよいかわかりません。

私は岐阜大学高次救命治療センター長として、以前より岐阜大学の救急医療が、岐阜県全体におけるどのような立ち位置で、どのような使命があるのか明確に認識していました。したがって、病院全体がどういう立ち位置で使命をもっているか、想像することは容易でした。さらに、競争力という視点からみると、この15年間に救急の競争力は上がり続けていたので、やるべきことをやれば上がると確信していました。そのため、病院全体が地盤沈下している現状を憂い、その理由は何かを考え始めるようになりました。

たどり着いた結論が、経営戦略でした。当院は戦略が明確になっていなかったのです。そこで、まず立ち位置の可視化とミッションの再認識をする必要があると考えました。病院には「あなたとの対話が創る信頼と安心の病院」という理念はありましたが、具体性に

欠けていました。そこで私は、最重要ビジョン（一丁目一番地）に「最高のサービスを患者さんに届ける最高の病院の確立」を掲げました。病院はサービス業であり、ホスピタリティを提供する場であるという確固たる思いを鮮明にしました。

自分の置かれた場所とミッションが明確になれば、方針も定まり、人も集まります。

2 患者さんの流れが滞っていないか

◆収入増＝患者さん増、直接的ステークホルダーのみならず間接的ステークホルダーの賦活

病院はサービス業であるという視点に立つと、もし患者さんが円滑に流れていないようであれば、効率が悪いといえます。工場の生産ラインと同じです。サービスを提供するわけですから、お客さんがうまく流れていないというのは、サービス業としては最悪な状況です。これまで、なぜ病院だけはそのような状況が許されてきたのか疑問に思いました。

岐阜大学医学部附属病院は、患者さんの流れが滞っている状況が続き、サービスが行き届いていませんでした。患者さんの流れがよくないので、診療や検査ができる患者さんの数も限られてしまい、負のスパイラルに陥っていました。

したがって、どこで患者さんの流れが滞っているのか、その芽を摘んでいくことから始めました。それがボトルネックの解消です。ボトルネックとは、首が細い瓶のイメージから、障害や問題が発生した原因のことを指します。全体像が見えているからこそ、どのパーツが足らないのかを冷静に見ることができます。見えていないと何をやっているかわからないかもしれません。

病院にかかわるあらゆる関係性のある人（ステークホルダー）を洗い出すとともに、病院内を歩き回り（これは大事です）ながら、患者さんの流れが滞っていた箇所を洗い出していきました。その結果、ボトルネックが明らかになり、ベッドコントロールセンターをはじめ、メディカルクラークの導入、入退院センターの運用開始など、ボトルネックを一つひとつ克服していきました。そして患者さんの流れがよくなっていきました。全体の流れがよくなると、サービスの流れがよくなり、向上につながります。

かつてボトルネックだった箇所がスムースに流れるようになると、それが当たり前となります。私が大切にしたのは、組織として動けるようにすることです。トップが変わったとしても、揺るがないような組織を作ることがポイントです。もし、機能が落ちていったとしても、メンバーを変えればよい組織は継続します。

3 行った活動が確実に収入に結びついているか

◆収入増＝患者さん単価増、医療はやりっぱなしでは自己満足であって、経営には資さない→きちんと収入に結びつくことを考える

患者さんが増えても、きちんと診療報酬として収入に反映できているかどうかが病院経営にとってたいへん重要です。例えば、4月から診療報酬として得られるはずのものに気づいたのが遅かったために、半年後からしか請求できないことがありました。これは明らかにチャンスロスです。本来収入があったはずの半年分の収入はゼロです。民間企業であれば、責任問題になるのは明らかですが、公的病院の場合は責任が不明瞭であるため、職員も責任感がないままになってしまいます。

執行部には、事前に情報が入ってきます。その都度、指示を出し、意識が変わらなかったら細かく指示を出し、期限内にできるように指摘し続けます。これがまさに経営者の責任です。

医療者も「患者さんがよくなるのであれば、お金はどうでもよい」と考えがちですが、自己満足だけでは病院経営はできません。高額な薬剤や設備を導入し、経営を圧迫してし

まったら本末転倒です。きちんと収入に結びつけることを考えなければ、健康な経営にはなりません。

4 収入が増えただけで喜んでいないか

◆収入増=利益増ではない、支出の抑制をしなければ利益は上がらない

高齢社会になり、患者さんが増えるのと同時に、病院の収入が上がるのは私の任期の初年度から予測できていましたが、支出を抑えることはまだ進んでおらず、利益率はよい状態とはいえませんでした。初年度は消費税の増税により、収入維持に力点を置かなければならなかったのも理由ですが、2年目からは目標利益主義に変え、支出を減らせるような組織作りを目指しました。高い薬や医療材料を使わないとよい医療ができないのか。いいえ、そうではありません。適切というのは難しい言葉ですが、適切な薬や医療材料を使用しながら診療成績をさらに向上させることは可能です。

そういうことも含めて病院長に就任した当初は、病院という組織は巨大タンカーのように感じました。舵を切っても容易には曲がりませんでした。就任から半年後、「聖域なき経

営改革」を宣言し、了解を得た後から、ようやく職員の意識が変わり始め、舵を切ったことを実感できるようになりました。

5 従業員が楽しんで働いているか

患者さんが増え、収入が増え、利益が上がるようになり、病院経営は安定に向かっていきますが、その原動力になっている職員に「どのように還元するのか」、そして職員が「どうしたら幸せに働けるのか」ということが大切です。従業員満足がなければ顧客満足はないというのは言い古された言葉ですが、いつまでも真理だと思います。

そのために欠かせないことは、組織文化を醸成することです。私は長年、本学の高次救命治療センター長として、人員確保、休暇の確保などを実現し、従業員が働きやすい環境を整備してきました。1秒を争う緊張感の連続にある医療現場に立っているにもかかわらず、医師や看護師たちは充実感を得ているのを感じとってきました。医療者や職員が幸せに働けないと救急現場は回りません。病院長に就任し、その文化を病院全体に広げていきたいと考えていました。

国内の病院で、組織文化が育まれているところはほとんどないと言ってよいかもしれません。岐阜大学医学部附属病院でも、一部でみられたものの、単発の線香花火のようなもので、病院全体に組織文化が根づいていたとは言えません。

組織文化を作るきっかけとなったのは、『エクセレント・ホスピタル』(ディスカヴァー・トゥエンティワン刊)を読み、目標を明確にしたことです。つまり、「最高のサービスを提供する病院である」というあるべき姿を宣言したことです。そのために、コーチング研修を取り入れたり、パートスタッフの一部を正職員にして組織を改善したり、ラウンジや院内保育所、クリスマスパーティーなど、働きやすい環境整備に力を注いできました。なかでも日給制で雇用していた医師をほぼ全員常勤職にしたのは国立大学法人では前例をみなかったようで、効果がじわじわ上がっています。

6 患者さんの顔が輝く瞬間を作れているか

◆いやな顔をさせていないか

病院長任期の後半は、病院内を歩くだけで患者さんに声をかけてもらえるようになりました。「この病院に入院してよかった」という生の声を直接聞くようになり、患者さんから手紙（ファンレター）も届くようになり、大きな変化を感じました。

大学病院といえば、「実験台にされる」「待ち時間が長い」など、さまざまな風評がありました。食事もとてもおいしいとは言い難いものでした。どちらかというと、患者さんはいやなことを我慢して過ごすというような印象だったと思います。そのため、最初からそんなに期待されていなかったから患者さんたちが変化に気づきやすかったのかもしれません。

患者さんが過ごす岐阜大学医学部附属病院での時間が、我慢ではなく、満足して退院していただけるようになったのは、「病院はサービス業である」という認識を職員一人ひとりがもつようになり、患者さんに接してきたからだと自負しています。患者さんが喜びを感じるための施設が病院であり、だからこそ、患者さんから入院してよかったと声をかけられるのは、命が助かったときと同じようにとてもうれしく思います。

7 お金の流れによどみはないか

◆固定経費と変動経費の峻別とタイミング

病院内には、利益を上げる「プロフィット部門」と、どうしても必要な支出を伴う「コスト部門」があり、何のためにどのように費やす支出なのかを明確にすることが重要です。

そのうえで、人材や設備といった投資にあたる固定経費と、光熱費などの変動経費をしっかり峻別することが求められます。固定経費は将来への投資であり、投資しないと発展しません。そのタイミングを見極められるかで経営者としての手腕が問われます。岐阜大学医学部附属病院を例にとると、私の任期の最初の1年目は地ならしと準備期間にあて、2年目から本格的に変動経費を抑えながら経常利益率を伸ばしました。そして、最終年となる4年目にようやく、先端医療機器である手術支援ロボット「ダ・ヴィンチ」の導入や、医師の常勤化など、将来への投資を実現することができました。

以上のアクションプランを積み上げてきたからこそ、最大の投資ができたわけです。

プロローグ

希望への挑戦
「聖域なき経営改革宣言」

～最高のサービスを患者さんに届ける
最高の病院を目指して～

1 最高の病院に向けて決意表明する

岐阜大学医学部附属病院院長に就任して半年後の2014（平成26）年9月24日。各診療科の教授陣が出席する科長会議で、私は内心どきどきしながらも平然として見えるようにと願いながら切り出しました。「本日はもっとも大事なことを議論させてください。今のままでは病院は立ち行かなくなります。これまでこの病院には『ここは変えてはだめだ』という聖域がいっぱいありましたが、これからは聖域なき経営改革をやりたいと思います。よろしいでしょうか」。

国立大学医学部附属病院は各診療科の教授が大きな力をもっています。教授がNOと言えばその領域は動きません。組織が一つの方向にベクトルを合わせていくためには、科長会議で決議決定することが必要でした。そこまでお願いした結果、NOと言う人は誰もなく、全員一致で承認されました。「それでは、決議に基づいて、各論も粛々とやります。ご協力よろしくお願いします」。最高のサービスを患者さんに届ける最高の病院、高度医療拠点としての機能強化と地域医療への貢献という二つの施策を整備する環境作りがスタートしました。

2 最終ゴールを明確に掲げる

私は常々医療機関はサービス業であり、大学病院はそのなかでも最高のサービスを提供するのが任務であると思ってきました。高度な医療を行うのは当たり前で、そのうえで患者さんが心地よい入院生活を送れること、ストレスなく外来で診療を受けられることが重要であると考えていました。

当時、病院長というのは選挙で選ばれるものでしたが、病院長選挙で掲げたメインテーマは「10年後に向けて人が集まる魅力のある病院作りとは」でした。このテーマの原点はさらに遡ります。

私はその時点から遡ること15年前に教授に就任しましたが、そのときの教授選挙では、「岐阜大学で救急を学んだと卒業生が誇りをもって語れる救急・災害医学講座を作る」ことを宣言して教授の職に就きました。その後15年間、臨床、教育、研究を重ね、全国トップレベルの救急・災害医療体制を確立しました。したがって、テーマには到達点を明記することが重要であると認識していました。

岐阜大学医学部附属病院は２００４（平成16）年に、現在の岐阜市柳戸に場所を移しました。建物は当時の国立大学病院としては日本最高を誇っていましたが、組織は旧態依然としていました。「あなたとの対話が創る信頼と安全の病院」という理念もありましたが、具体的なイメージは湧かず、病院がどこを目指して進んでいくのか不明瞭な状態でした。

当たり前のようですが、最終目的地を示さないと誰も努力しないのではないかと思います。そこで、「最高の患者サービスを提供する最高の医療機関にしよう」という最終ゴールを示し、一つのゴールに向かって全員が同じ方向を目指すことを決意しました。

ゴールを明確にせず議論を始めると、わが国における会議でよくあるように、どこに話が進んでいくか見通しが立ちません。また、ゴールのとらえ方や感じ方は人によって違うかもしれませんが、ゴールを掲げることで、たとえディスカッションで紆余曲折したとしても、最終的にたどり着くからです。

3 最高のサービスを届ける最高の病院とは

「最高のサービスを患者さんに届ける最高の病院」を確立するにあたり、7つの項目を掲げました。

①日本最高の医療機関にする
②危機管理が行き届き、災害対応ができる全組織を作る
③この病院の魅力をすべての人々に伝える努力をする
④患者さん中心の医療をここから実践するスタッフを集め育てる
⑤全職員が心から楽しんで仕事ができる
⑥医師会・岐阜県病院協会をはじめ、すべての医療機関と良好な関係を築き、岐阜県の医療連携の中心となる
⑦病院として、臨床系大学院と基礎系大学院の交流を推進する

これらを実現するためには、経営基盤の強化と効率的な組織運営を着実に実行することと、経営基盤を確立することが必要です。救急医療で誰も成し遂げられなかった体制作りを実現してきた実行力を携え、10年後、20年後を見据えた希望への挑戦が始まりました。

第1の実践

共同体組織から脱却する

～ステークホルダーに着目する～

1 ステークホルダーとは

組織には、ステークホルダーがいます。ステークホルダーとは、活動することにより、影響を受ける人々や団体など利害関係者のことを指します。株主や経営者、従業員、金融機関、債権者、取引先、競合企業、顧客、地域住民、環境保護団体、税務当局、行政官庁などがあげられます。

ステークホルダーは、直接的な影響を受ける「直接的ステークホルダー」と間接的に影響を受ける「間接的ステークホルダー」に分かれます。

直接的ステークホルダーは、従業員や取引先企業、金融機関またはその活動において絶対的な権限をもつ意思決定者（オーナー）など、活動に対して、直接的な影響を与えたり、結果として直接的な影響を受けたりする人々や団体です。

それに対して、間接的ステークホルダーは、患者さんの家族や従業員の家族、労働組合、地域社会、行政など、活動に対して直接的な影響を与えず、活動結果からも直接的な影響を受けることはないものの、一時的もしくは間接的な相互作用をきたす人々や団体です。直接的ではないので一般的に認識が難しいとされています。間接的ステークホルダーをとらえるには、直接的ステークホルダーの延長線上の人々や組織などに日ごろから強く関心を示すことが重要です。

2 病院における構成員

病院における組織の構成員は、医療従事者である医師、看護師、薬剤師、技師をはじめ、医療以外の従業員が該当します。しかし、病院内にいるスタッフだけに焦点を当てていればよいのでしょうか。決してそうではありません。病院における直接的ステークホルダーには、例えば法人に属する病院であれば法人本部なども該当します。

間接的ステークホルダーはより重要な役割を担っています。間接的に影響を及ぼす人たちであり、一言で言えば、病院に対する評判を決めます。患者さんを紹介してくださったり、後で引き受けていただいたりする他病院の先生方をはじめ、新聞やテレビ、雑誌などのメディア関係者、患者さんを含めた市民も構成員になります。市民は潜在的な患者さんであり、風評も作ります。かつて大学病院は、「混んでいる」「待たされる」「モルモットにされる」「先生に聞いても応えてくれない」「サービスが悪い」などと言われてきました。

実際には、ベッドは空いている状態で、混んでいるのは入口だけで効率がよくなかっただけだったのです。市民の方たちは、知らず知らずのうちに、よいこともよくないことも口コミとして広めていきます。それらが積み重なり、病院全体の力を上げたり落としたりしていきます。それを防ぐためには、院内のスタッフ全員が日ごろからあらゆる要素に対して強い関心をもち、活動全体を俯瞰的にとらえながら、課題を少しずつリストアップして質を上げることが必要です。風評をどう改善するのかという答えは、間接的ステークホルダーとどのようにかかわりながら、大事にしていくのかと言い換えられるわけです。

3 ステークホルダーに与える影響

ステークホルダーに与える影響として、「物理的影響」と「心理的影響」があるとされています。

物理的影響とは、売り上げや利益、賃金などの増減、市場におけるパワーバランスなど、事業やプロジェクトの活動内容や結果により、影響が発生したことが明確な場合です。影響を受けた事実を客観的に認識することが可能といえます。

客観的に読むのが難しいのが「心理的影響」です。物理的影響とは異なり、ステークホルダーの心理状態に刺激を与えるすべてを、第三者が認識することはできません。相手の立場になって考えたり想像したりすることが、非常に重要になります。そのため、交流機会やコミュニケーションツールを活用しながら、隠された本音を引き出すなどの工夫を施す必要があります。したがって、メディアに訴求する意義も期待され、広報活動が重要になります。

4 よい組織の要素は「大きさ」「固さ」「強さ」

組織が組織であるとはどういうことでしょうか。

大学病院という組織がもつ共通の目的とは、「人を育てる」「先端的な研究を行う」「最高の医療を行う」ことです。それらを継続していくためには病院が存続しないとなりませんが、組織の一員である職員はそれぞれ目的が異なります。「世の中に貢献したい」という尊い人もいれば、「出世したい」「お金を稼ぎたい」と思う人もいて、価値観はさまざまです。なかには暇があればよいので適当に働くという人も混ざっているかもしれません。

しかし、組織が全体として同じ方向に進んでいくためには、職員の方向性を合わせていく必要があります。大学病院の組織は、一般的な会社などの組織と少し変わっており、教授一人に対して、一つの医局がある小組織などで構成されています。つまり、医局ごとに方針が違うことになります。「属している診療科の評価を高めたい」「教授の評価を上げたい」と小組織の目標が優先されてしまいます。

では、よい組織が兼ね備えた要素とは何でしょうか。日本企業の組織についてまとめた『組織の盛衰』（ＰＨＰ研究所刊）のなかで、著者の堺屋太一氏は、組織の良否を測るのには、「大きさ」「固さ」「強さ」という三つの観点をあげています。

「大きさ」とは、「ヒト」「モノ・カネ」「情報」という三つの側面において、ヒトの数、モノやカネの量、情報の多様性が蓄積（ストック）であるのか、流動（フロー）であるのかが組織の大きさを示す尺度になると紹介しています。

「固さ」とは一般的に結束力や団結力ととらえるとわかりやすいかもしれません。帰属意識が高く、情報共通性が高い場合、非常に固い組織といえます。天下分け目の合戦となった関ヶ原の戦いで、西軍の島津家の軍団が、少人数でありながら敵中を突破したというのは、まさに固さに代表される組織といえるでしょう。

「強さ」とは、「迅速」「確実」「集中」を表します。言い換えれば、達成するための能力が高く、明確な意思決定が速やかに集中して行われることで、目的が達成されるわけです。所属する病院の職員であるという誇りをどれだけもつかということと同時に、経営幹部や従業員がトップとどれだけ共通の情報をもち、こうありたいと願いを共通にしているかが重要になると思います。

5 共同体組織と機能体組織

堺屋氏は、組織には共同体組織と機能体組織の二つがあると言っています。

共同体組織は、家族や地域社会、趣味の世界など構成員の満足を追求した組織です。気の合う仲間、共同行為をして楽しいメンバーだけで構成されています。特徴としては、排他性があり、組織の構成員の結束と心地よさが優先されるといえます。つまり、組織の目的と構成員の目的が一致することで、構成員全体に安住感が与えられます。すなわち「固さ」が重要になります。「この組織に勤めたら、定年まで心配ない」という高度経済成長期の日本企業の終身雇用制度も代表例の一つといえるでしょう。この組織で重要な評価指標は、「能力よりも人柄」であり、公平感や安住感を求めるので、そのような空間を乱す、すなわち和を乱すような人は合いません。

戦国時代初期の組織は、まさに共同体組織だったとされています。構成員は小地主や豪族で、領土や領地の存続という組織理念を掲げ、古株と呼ばれる経験が豊富な年長者によるリーダーシップが敷かれました。みんなですべてを決める合議制のため、意思決定が遅くなり、人事評価は縁故や身分など、家柄のよさや重臣であるかどうかが重視されました。

時代が移り変わり、変動する時期には、この組織では戦えず、戦国時代初期にこれらの大名組織は滅んでいきました。代わりに生まれたのが、織田信長らが確立した機能体組織でした。

機能体組織は、一つの目標に対して、組織全体で邁進するための組織です。例えば、利潤の追求、戦争で勝つことなど、一つのプロジェクトを完成させることが目標です。組織内部の構成員の満足や親交は手段であり、結束の固さよりも「強さ」、目的達成能力を重要視しています。極端なことを言えば、長いスパンでの永続性ではなく、数年でどれだけ勝負をかけ、達成できるかということが目標になり、そのために組織維持のための負担は最小限にする必要があります。企業であればどれだけ組織コストを下げられるかが重要といえます。共同体組織とは対照的に「人柄より能力」が求められます。

とくに信長が作った機能体組織は、金で雇った戦い専従の武士集団で、組織理念は天下に平和をもたらすという「天下布武」を掲げました。リーダーシップは権限委譲により、強力なリーダーシップを実現し、トップダウンによる意思決定がされるため、スピード感がありました。人事評価は、羽柴秀吉に代表される、農民や流浪の身から出世した者を生み出す客観的な能力評価がなされたため、変動する戦国時代に見事に当てはまったといえます。

コラム　機能体組織の落とし穴――組織の滅びる原因とは

はじめは機能体組織であったのに、機能を果たせなくなっていくことがあります。機能体組織が共同体化したためです。ある目的のために作った組織が、組織そのものを維持するために動き出してしまうからです。明治時代の日本の官僚組織や日露戦争以降の日本軍も、当初の機能体組織から共同体組織になっていったと言われています。

では、大日本帝国の陸海軍はなぜ共同体化してしまったのでしょうか。それは組織内対立が激化したからです。組織が組織であることを維持するどころか、派閥争いで内的志向となり、戦う組織が戦えない組織になってしまったというわけです。

かつて、旧ドイツのプロイセン王国の軍事学者だったクラウゼヴィッツは『戦争論』のなかで、1頭のライオンが率いる100頭の羊と、1匹の羊が率いる100頭のライオンのどちらが勝つかという問いを投げかけ、羊の集団が勝つと提唱しました。組織論からみれば当然、強力なリーダーに率いられ、確実なリーダーシップの下で動く羊の群のほうが強いといえます。

組織はいったんよくなっても、また滅びる可能性があります。組織を守るために冒険しないと組織は滅びます。環境への過剰適応や成功体験への埋没も、組織体質や気質の劣化につながります。

第2の実践

機能体組織の成功事例を築く

～岐阜県の救急医療体制を確立～

1 外堀から埋める

私が作った第一の機能体組織は、岐阜大学医学部附属病院の高次救命治療センターです。

岐阜に戻ってきた2004（平成16）年、当時の岐阜県は、交通事故による死亡者数、死亡率がわが国でワースト5に位置していました。面積は全国7位の広さを誇りながら、人口が少ないため、人口密度は低く、人口10万人当たりの医師数は全国38位、看護師数同40位、病院数同42位でした。県内には5つの医療圏があります。岐阜市を中心とした岐阜医療圏では全国平均より多い医師数や病院数でしたが、それ以外の医療圏では非常に少ないという状況でした。

その結果、生じたことは、救急車が病院にたどり着くまでの時間が地域によってかなり違うということです。私が赴任する以前の2000（平成12）年から5年間の交通事故死亡者数をみると、山間部の多い飛騨地方など北部で多く、平野部の南部で少ない、「医療の南北問題」とまで言われていました。病院までの距離が遠い分、死亡率が高まるのです。

これではよくありません。岐阜大学医学部に救急・災害医学分野を立ち上げるのにあたって立てた理念は「岐阜県内どこにいても、日本で考え得る最高水準の救急集中治療を受けることができるようにする」でした。この理念に向かい、組織一丸となって進んでいこうという私たちの機能体組織作りが始まりました。

まず手掛けたのは、救急隊員の救急救助活動の規範となるプロトコールの統一でした。岐阜県内には22の消防本部がありますが、当時、プロトコールが8種類もありました。つまり、極端に言えば、50メートル先の隣町の消防本部の管轄で倒れたら、救急隊員のやり方がまったく異なっていたということです。前任地の香川県では、救急隊のプロトコールは1種類しかありませんでした。香川県内のどこで起こった事象についても、すべての救急隊が同じやり方で行います。

そのような現状をみて、当時の県の担当者に働きかけると、「岐阜は幕府側と官軍側が戦っているような感じですから」と返ってきました。一瞬ジョークと思うかもしれませんが、それを真面目に言うくらい県全体で物事を考えるという意識が当時は希薄だったわけです。司馬遼太郎の『国盗り物語』でも織田信長は美濃の国を制するのに、15年かかりましたが、私は1年でプロトコールを統一し、次のステップに進みました。笑い話ですが、当時「信長より速いだろう」と言ったものです。

2 救急医療の理念を掲げる

地方においては大学病院のレベルが地域の医療レベルを決定すると言っても過言ではありません。そして医育機関だから高い医療レベルを継続できるのです。救急車の台数や救急患者さんの多さが救急医療施設の質を決定するのではなく、最重症の患者さんに対して、レベルの高い医療を行うための高い質と量の医療スタッフが十分にいるかということが重要になります。

「岐阜県内どこにいても、日本で考え得る最高水準の救急集中治療を受けることができるようにする」という理念を達成するための方法論が時間との戦いに収斂します。救急医療は時間との戦いです。そのため、現場では「この1分を削り出せ」という標語を掲げました。その目標を達成するためには、三つの質を上げる必要がありました。一つ目は、医師や救急隊員など医療従事者の質。二つ目は、搬送する手段や医療機関そのものの質。そのうえで、三つ目に情報をバックアップしてつなぐ情報伝達手段の質です。医療従事者の質、搬送手段・医療機関の整備、情報伝達手段の確立という三拍子揃って初めて、理想の救急医療が実現するわけです。

なぜ、情報伝達手段の確立が重要なのかという点ですが、わが国の運輸業界に革新をもたらした「宅急便」でおなじみのヤマト運輸を例にみてみましょう。ヤマトシステム開発が発表した宅配便の発送状況をみると、１９７６（昭和51）年の発送個数は３万３、０００個、社員数５、７００人、車両数３、０００台でした。26年後の２００２（平成14）年は発送個数が３万倍に増えたのに対して、インフラである社員数や車両数は12倍しか増えていません。どうしてきちんと仕事ができたかというと、輸送を直結するリソースがあり、情報管理ができていたからです。ヤマト運輸のドライバーは20年前から、独自開発した端末を持ち、専用の車両も開発しました。そのようなインフラ整備が輸送を最適化し、ヤマト運輸を伸ばしたといえます。

3 理想像を一番よいタイミングで示す

２００４年に発足した岐阜大学高次救命治療センターは、２０１９年４月現在、ドクターヘリ&ドクターカー部門、救急部門、集中治療部門、血液浄化部門からなり、救急指導医6人、専門医17人を含む30人の専従医数を誇り、国立大学病院では最多、中部地方では群を抜いた最多の救急専門医が揃っています。

欧米には「right patient to the right hospital in the right time」という言葉があります。適切な患者さんを適切な病院に最短で運ぶことが一番よいという意味になります。それを受けてわれわれは、救急専門医であるプロにどれだけ短時間で患者さんが接することができるかという体制作りを目指していました。われわれが最適な病院であるという自負をもっていたのです。

岐阜大学の教授になることが決まり、当時の病院長から、「話をしたいから岐阜に来てほしい」と呼ばれました。新たに立ち上がる高次救命治療センターについての話であることは察していました。もし先方から人数を提示されたら、「その範囲内で頑張ります」と答えようと思っていましたが、逆に必要な医師数を聞かれ、私は反射的に「30人です」と答えました。そういう瞬間に、任された、必死にやらなければと心が動くのを感じました。

4 救急医療における機能体組織

岐阜大学高次救命治療センターを救急医療における機能体組織にするための構成員は医

療者、救急隊員、そして市民です。

「岐阜県内どこにいても、日本で考え得る最高水準の救急集中治療を受けることができるようにする」を組織理念に、センター長および部門長を中心とした強いリーダーシップとその半面、適切に権限委譲した完全な機能体組織です。

救急医療は、「プレホスピタルケア」「ＥＲ（決断の場所）」「ＩＣＵ（クリティカルメディカルケア）」の三つの柱で成り立っています。

プレホスピタルケアでは、ドクターヘリや災害医療など、病院の前の医療です。救急科は病院外から診療する権利と義務をもっています。どれだけ早く治療を開始できるかを決めるのはこのプレホスピタルです。

ＥＲは決断する場所です。搬送された患者さんに対して、どの治療をするのがよいのかなど、そのときに得られたデータで所見を決めます。１００％のデータが集まるまで待っていると、その患者さんは助からないため、60％のデータでも判断できればスタートします。そのときのポイントは予後が読めるかどうかです。

その後、ＩＣＵで手術や集中治療をします。充実したスタッフを抱える高次救命治療センターは、救急医療の三つの柱を一つのチームで行っている中部地方唯一のトップホスピタルとして現在に至っています。

5 機能体組織の成果

われわれがあげる「この1分を削り出せ」というキャッチフレーズの基本となったデータがあります。

岐阜県内には6カ所の救命救急センターがあり、そのうち唯一の高度救命救急センターである岐阜大学には、最重症の患者さんが搬送されてきます。県内では救急車が年間9万台走っていますが、その2%に当たる1、800人が重症患者さんです。そのほぼすべてが岐阜大学に集約されています。そのため、岐阜大学への搬送時間が重要になります。

搬送時間と救命率との関係をみると、重症外傷の場合、大学病院に20分以内に到着すれば80%は命が助かります(**図4**)。60分かかると日本トップレベルのスタッフがいても50%しか助かりません。つまり、40分間に生存率が30%下がるということは、1分遅れれば生存率がおよそ1%下がることを意味しています。心筋梗塞などの心血管系の場合は社会復帰率を考えます。20分以内に到着すると、ほぼ100%の確率で社会復帰できますが、60

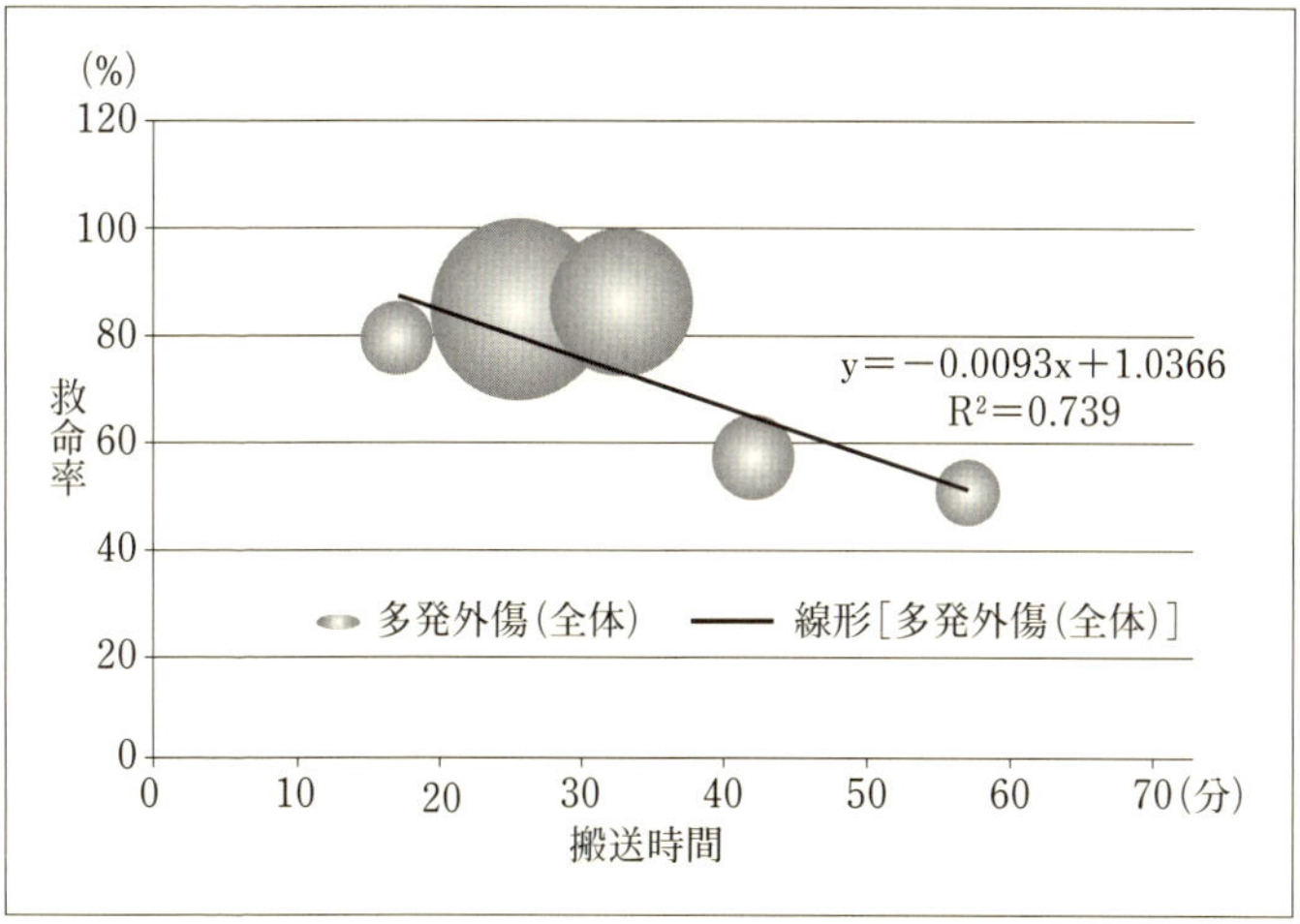

図4　初期治療にあたるまでの時間が救命率を左右する

分かかると50％と半減します。脳卒中の場合も同様で、時間が経つと社会復帰率は下がり、60分を経過すると、社会復帰できる人が2割強と大幅に落ち込みます。それらが、「この1分を削り出せ」という根拠であり、そのためにすべての努力を県内各地で行っています。

昔の救急医療は患者さんが来るのを病院で待っていましたが、今は現場に医師が駆けつける時代になりました。ドクターヘリがない時代は、119番通報を受けてから現場に救急隊が急行していたため、病院まで患者さんがたどり着くのに約30分かかっていました。ドクターヘリが導入されてからは、5分程度短縮されましたが、現場から救急隊員が要請して飛び立つという流れだったため、ロスタイムがありました。現在は、119番が鳴った瞬間にドクターヘリを飛ばそうとしているため、20分の短縮を図ってきています。言い換えれば、20分の短縮で重症患者さんの死亡率が20％下がることになります。また、岐阜市近郊では近年、ドクターカーの運用を始めました。岐阜市消防本部に医師と看護師が詰め、119番通報を傍受して必要があれば、通報と同時に医師を現場に送ります。最短で10分以内に患者さんに接触できるようになるなど、時間を削り出す努力には限りがないのです。

岐阜のドクターヘリのフライト回数は通算3、500回を超え、無事故を続けています。すべてのことが相まって、岐阜県に存在した南北問題はほぼ解消しました。「できないことはないと思うとできる」「やると変わる。やらねば変わらない」ということです。15年前は「岐阜で大けがをするな」と言われるくらいの状況でしたが、今では全国トップ3に入る救急医療体制で、多くの命を救っています。

第3の実践

機能体組織への転換を図る

～大学病院経営にメスを入れる～

1 経営理念の確立

一般に大学病院の経営は、病院長を頂点とした執行部が中心となりますが、各診療科の教授も強い力をもっています。そのため、大学病院は縦割りのところがほとんどと言えます。岐阜大学医学部附属病院では幸い高次救命治療センターを運用して救急医療体制を築くなかで、自然と各科に横串が差し込まれ、診療科間の垣根が低くなっていました。

大学病院長に就任し、病院内における横のつながりを生かしながら、同センターで築き上げた機能体組織のノウハウを大学病院の経営につなげていくことにしました。就任当時は、病院を取り巻く経営状況、社会的役割、組織文化、あらゆることが危険水域にあると感じていました。ですから、全職員に当事者意識をもってもらいたいと思っていました。

医師に関すると、各科長の下にいる医局員と病院長が直接、話をする機会はきわめて少ないのが実状です。看護師は所属する看護部が独立した非常に強固な組織で、看護部長の下に500人以上の看護師がいて、もっとも力をもっている部署です。事務部は部長の下に職員がいます。病院長の下で事務組織として活躍してくれています。これらの小組織の集まりをどのように統一して同じ目的に進めるのか、一定の規範が必要になります。

そこで掲げたビジョンが「最高のサービスを患者さんに届ける最高の病院の確立」であり、「高度医療拠点としての機能強化と地域医療への貢献」でした。そのためには、これまでのような共同体組織であってはならず、病院全体が同じ方向に進むべく機能体組織に舵を切りました。わが国最高の医療機関にするという目標を達成できるかどうかは別として、宣言しました。危機管理という側面も重要でしたが、この病院の魅力をすべての人々に伝える努力をすることが大きな前進です。患者さん中心の医療を心から実践するスタッフを集めて育てながら、直接的ステークホルダー、間接的ステークホルダーを醸成し、従業員の満足も高めていきながら、全職員が心から楽しんで仕事ができる組織作りがスタートしました。

2 経営の流動性を確保する

私の病院長就任前に岐阜大学医学部附属病院の経営が苦しくなった原因を追究していくと、人員が増加して固定経費が増加したにもかかわらず、それに伴う収入増への政策誘導が希薄でした。固定経費のみならず、変動経費の抑制も不十分でした。その結果、利益率は国立大学病院のなかでも下位に低迷する事態を招いていました。さらに近隣の大病院も軒並み新築して大学の強みが消えてきていました。外部環境の変化やマーケットの変化に対応できていなかったことが要因にあげられます。

それらの課題をクリアにしていくためには、外的要因が変化したときに直ちに対応できるような経営の流動性を確保することが必要であると考えました。

それまでの共同体組織では、予算中心の固定した経営が続いていました。例えれば、ソビエト連邦におけるコルホーズの考え方です。経営戦略を立てる必要がなく、毎年予算を立てて執行するだけでよい、流動性のない経営だったといえます。担当者にもかかわらず、変える必要性を誰も感じていなかったのです。機能体組織に変革していくなかで、聖域なき経営改革を宣言し、トップダウンを中心とした早い意思決定を進めていきました。

3 組織文化を明確にする

将来の病院経営のために準備しておかなければならないのは、経営の流動性を確保することとともに、組織文化を明確にすることです。

大学病院という組織は何のためにあるのかということを明確にすると、どのように振る舞わなければならないかがわかります。つまり、文化が明確になります。しかし、本来大きな病院は共同体組織になりがちです。共同体組織は変わらないのが前提ですから、継続的に介入しなければ組織文化は成り立ちません。

倫理観や美意識の共通性を育む空気作りも大切です。「こんなことできたらかっこいいよね」「そんなことをしていてはよくないよね」といった一致した認識と評価がなければ、単なる動物の群れにすぎません。私たち人間には倫理観と美意識が重要です。

そのためには、命令と役割がポイントになります。組織には必ず、命令の権限と役割をまっとうする義務があります。それがなければ組織になりません。病院の場合は、指揮命令系統が複雑で有効的とはいえません。優先されるのは患者さんの診療ですから、病院長が一方的に指示を出してもそれが患者さんの診療に有益でない場合、その命令は通りません。現場で働く医療者は全員、医療専門職集団ですから、頭ごなしに命令を受けても、それは面従腹背になってしまいます。ですから、わかってもらわなければなりません。そこが、病院経営の特徴かもしれません。

今の時代はどういう分野の企業、どういう会社であっても、一昔前のように上から言って、それが通るという時代ではないように思います。患者さんに説明するにしても、昔はムンテラピーといって、医療者は患者さんをうまく説得することが重要であるとする考えがありました。今はインフォームドコンセントといってお互いに情報を共有して、納得したうえで治療を進めます。つまり、お互いの合意があって治療を進める時代になっています。おそらくこれからの医療機関はそれを理解していくところが成功していくと考えています。組織のメンバーには、その組織特有の情報が与えられなければなりません。その情報が共有されなければ、組織としての実態は存在しません。下からの情報が上がらなくなった組織の長は、いわゆる「はだかの王様」になり、残念な結末を迎えることになるはずです。

4 SWOT分析

病院長になるにあたって、ＳＷＯＴ分析を行いました。ＳＷＯＴとは、Strength（強み）、Weakness（弱み）、Opportunity（優位性）、Threat（脅威）を指します。岐阜大学医学部附属病院の強みは、地域密着型の大学病院であること、診療科間の垣根が低くなっていることです。一方、弱みはアクセスがあまりよくないこと、経営に成熟した人材が不足していること、経営やマーケティングなどに不慣れであることが考えられました。ほかの医療機関に対する優位性をみると、教育病院であり、研究の中心であること、病院連携の中心になり得る病院であることが考えられます。脅威としては、生産者年齢人口が減少して超高齢化になること、診療上ほかの病院との差別化が明確でないことを書き記しました。強みをさらに生かして、弱みを潰していくことを試みました。

第4の実践

経営の要諦に奇策なし

～入るを量りて出ずるを制す～

1 経営戦略室の設置

病院長に就任した２０１４（平成26）年度は、収支悪化要因が重なると予想したため、就任直後、すぐさま詳細な分析を行いました。この年は、消費税が５％から８％に引き上げられたほか、診療報酬等改定、施設保全の定期点検による部品交換の増加、医療機器の老朽化に伴う修理費の増加、さらには電気やガスなどの公共料金の単価上昇がありました。また、前年度までに増員したスタッフ数を補うだけの収入増に対する施策は残念ながら考慮されていないと言わざるを得ない状況でした。それらの赤字の合計は10億円近くに上ることが予測できました。これは当時の収入１８５億円規模の病院のおよそ５％に相当します。このまま手を打たなければ、赤字額が全国の国立大学病院でワースト3になり、経営が破たんすることは明らかでした。

収入は上がりますが、支出を抑制しない限り、利益は上がりません。中国の儒学者がまとめた礼に関する書物『礼記 王制』には「入るを量りて出ずるを制す（為す）」という言葉があります。その名の通り、収入を計算し、支出を抑制するという、経営の基本の言葉です。病院経営に当てはめるとすれば、まず収入を上げるためには、来院してもらう患者さんを増やす必要があります。

そのために病院長になった直後に新設したのが経営戦略室です。具体的には、病院長特別補佐として、業務改善と経営改善を担う2人の専門家と、間接的ステークホルダーの支持を得るために広報専門官を雇用しました。

そのうち、経営改善を担う専門家は、医療従事者の努力を正確に収益向上に結びつけるという経営分析を行います。医療者がどれだけ働いても点数が上がらないという事象に対して、もう一度、医事業務を洗い出し、点数が伸びない要因を分析してもらいました。それまで、どれだけ働いても、病院の利益がまったく上がっていないという感覚が常にあったからです。

別項で詳述しますが、業務改善を担う専門家には、院内の患者さんの流れを滞らせないためのアドバイスをいただきました。

最終的にその年度末には、1億円の赤字でしたが、経営戦略室の的確な分析を基にしたトップダウンによる指示により、予測よりも赤字を大幅に抑えることができました。その年の文部科学省の評価では、経営分析の実績と介入による経営基盤の改善に向けた取り組みが高く評価されました。

2 目標をブレークダウンする

経営戦略を進めるにあたって、事業計画を現場でわかりやすくすることに努めました。どこの病院でも共通していますが、年間の外来患者数と入院患者数の見込みを立てます。岐阜大学医学部附属病院の場合、２０１４年の段階で外来患者さんは約32万3、２００人、入院患者さんは約19万4、０００人を見込んでいました。例年、目標を立てるものの、目標を利用できずにそのままの状態が続いていました。それはまったくナンセンスです。各科に対して、明確で簡単な目標を与えていませんでした。企業であれば、売上目標に対して、逆算して部門ごとの目標数値を出すのは当たり前の話です。

医師にとって患者さんは、病気を抱えている人であり、顧客という概念はありません。患者さんに治療を施した結果、病気が治ったり、症状がよくなったりすることが前提にあり、言わば職人です。職人の技術で勝負しているのです。したがって、経営的な感覚も普通は薄いのです。

というわけで、患者さんが満足し、経営上もよくなる方法を考えました。まず、患者さんに一番接している看護師と実務を担う事務職員に、医療はサービス業であり、患者さんはお客さんであるという意識をもってもらうことが必要であると考えました。そのうえで、財務担当者に売上目標を簡単にしてもらい、各診療科に細かく下ろして、わかりやすい目標を示しました。例えば、○○科では、年間1万2、127人の延べ入院患者さんを集めて対応してください。そうなると、今週は259人。来週は253人必要ですといった感じです。きわめてシンプルです。病棟医長は今週5人足りないから、「入院させてください」という動きが出てきます。結果、確実に目標は達成できます。難しいことを悩む必要はありません。「わかりやすい目標を立てて示す」ということが重要であると思っています。

3 購買コストの適正化

利益を上げるためには、収入を上げなければなりません。収入を上げるのに、頑張れと現場を叩くことは比較的簡単です。そこで初年度は収入増加の施策を考え、2年目以降は支出もコントロールして限界利益率を上げることを考えました。

収入を増やすなかで、変動経費を抑えないと、増収減益という経営上もっとも危険な状態に陥ります。そのために、変動経費を極力抑える必要がありました。病院長に就任した2014年は、消費税率が5％から8％に上昇、その影響で医薬品や医療材料の価格が上昇することが明らかでしたので、まず医療材料費の適正化に努め、仕入れ値を抑えることを考えました。

そのために、医薬品や医療材料を納品する業者に集まってもらいました。担当者だけではなく、エリアを統括するマネージャークラスにも同席を願いました。「小倉が呼ぶというのはただ事ではすまされない」と察知したのか、会場は定員を超え、あふれるほどの関係者が詰めかけてくれました。私は開口一番、頭を下げながら直訴しました。「皆さんご存知のように消費税が上がりました。一方で診療報酬は下がります。この病院が今後も存続して最後の砦であるためには、皆さんのご協力は欠かせません。すでに目いっぱい値引いていただいていることは存じていますが、何卒ご協力をお願いします」。

10年前にも師と仰ぐ当時の病院長が同様の依頼を行ったのを、近くでみていましたので、それを行うことの精神的な重圧というものもありません。業者も覚悟して来てくれているので、反発を受けることはありませんでした。私たちも覚悟を決めていたのは言うまでもありません。

4 ESCO事業による固定費の抑制

そのほかにも経費の抑制に努めました。とくに病院は電気代などの光熱費がかかります。二酸化炭素削減と環境に配慮した取り組みとして、経済産業省のESCO事業を導入しました。具体的には、LED照明を採用して消費電力の削減と照明の長寿命化を実現したり、熱交換器による温水再熱利用を取り入れてCGS（ガスコージェネ）排熱を有効活用したりしました。また、高効率ターボ冷凍機や地中熱を利用したヒートポンプを導入し、5、000万円のコストカットと同時に省エネ化を進めました（**図5**）。

出てくる排水を川に流せばもっとも低いコストで工事が終了しましたが、汲み上げた井戸水が冷却にしか使わずきれいなのであれば、捨ててしまうのは忍びないと思い、病院内パークにあった枯れた池に、井戸排水を流水できるように整備しました。コスト上は不利ではあったものの、私が主導してこのオプションを進めました。電気の経費が抑制されただけでなく、ホスピタルパークがビオトープとなり、地域の憩いの水辺空間として、今も親しまれています（**図6**）。

■主なＥＳＣＯ事業内容

エネルギーハイブリッド化と地中熱利用

高効率ターボ冷凍機の導入

従来のガス熱源による冷水製造工程に電気式高効率ターボ冷凍機の導入

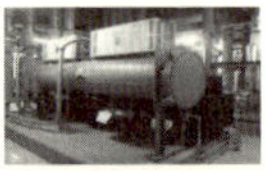

地中熱利用ヒートポンプの導入

地中熱利用ヒートポンプを導入し、年間冷温水のベース運転を行うことでの省エネ化

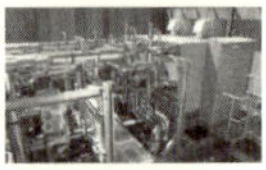

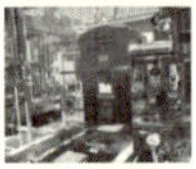

ＣＧＳ（ガスコージェネ）排熱有効活用

熱交換器の増設

ＣＧＳ排熱を従来の冷水製造に加え、熱交換器による温水再熱利用を導入し、排熱を有効活用

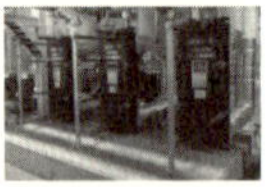

照明のＬＥＤ化

ＬＥＤ照明の採用

照明のＬＥＤ化により消費電力の削減、照明の長寿命化の実現

■ＥＳＣＯ事業概要図

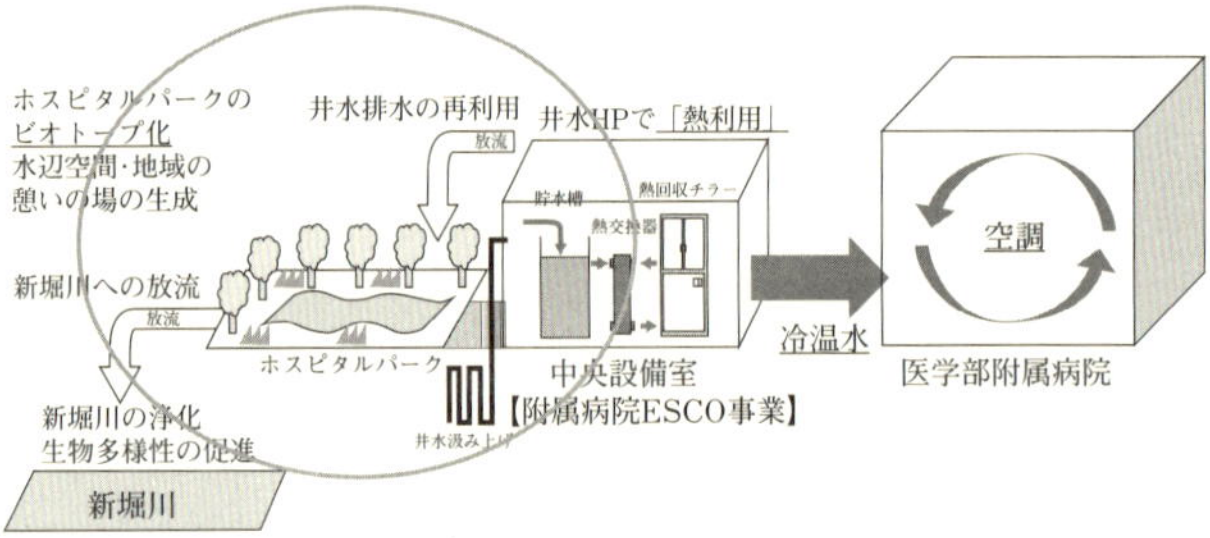

図５　ESCO事業におけるCO_2削減と環境に配慮した取り組みについて

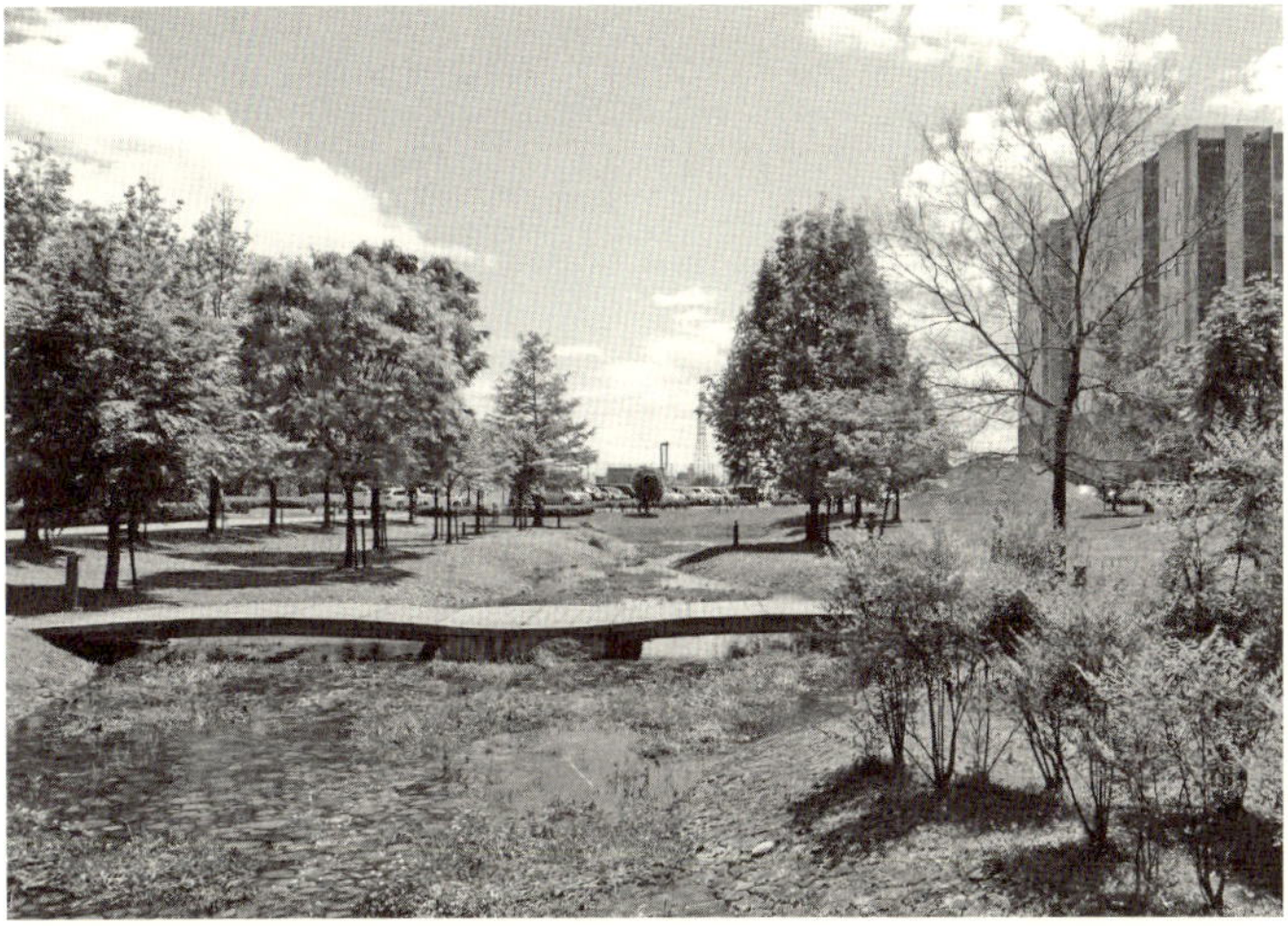

図６　ホスピタルパーク

5 営業と広報の強化

メディアに対する訴求として、広報活動はきわめて重要と考えていました。広報戦略プロジェクトチームを立ち上げ、広報専門官を登用しました。

事務職員が片手間に行っていた広報誌はまったく手に取る気がしませんでしたが、広報専門官が一から考案すると、しっかりした構成となり、病院側が伝えたいこと、患者さんや市民が知りたいことがわかるようになりました（**図７**）。

２０１７年に発行した『岐阜大学医学部附属病院　ここがすごい。』（へるす出版刊）では、大学病院の「見える化」を考えまし

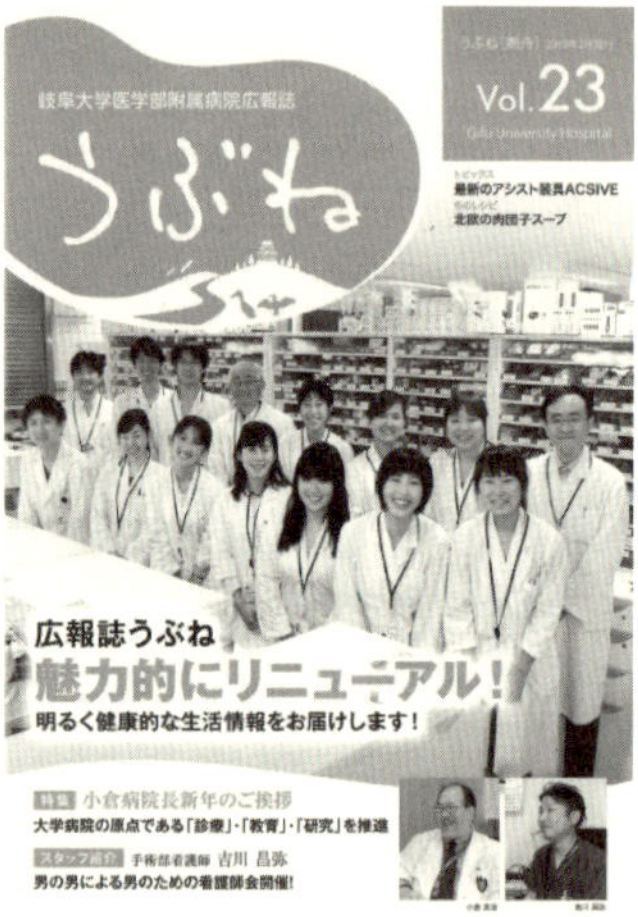

図７　広報誌「うぶね」

た。病気や治療法、各診療科の取り組みや特色などを、Q&A形式で約50項目を紹介しています。専門医によるわかりやすい解説を掲載することで、正しい知識を得てもらうと同時に、これまで市民の皆さんが感じてきた「実験台にされるのでは」といった評価を払拭したいという思いもありました。診療内容が明確になることで、安心して受診でき、紹介してもらえるきっかけになりました。さらには、診療所の医師にも知ってもらう狙いもありました。専門外の最先端の治療について、深く知る機会となりました。

また、病院で働く人は、どのような職種でどのような思いで働いているかということは、あまり知られていません。私自身も、病院長という立場になり、深く話すようになった医療従事者の皆さんもいます。そこで、「病院長とゆかいな仲間たち」という対談の企画を設けました。ソーシャルワーカーやがんセンターのピアサポーター、臨床検査技師、管理栄養士など、病院にかかわるあらゆる職種を代表する皆さんと対談しました。ホームページや機関誌などで紹介するとともに、書籍化が実現し、より多くの人に病院にかかわる仕事について知っていただいています（『病院を支える人たち―病院長とゆかいな仲間たち』（へるす出版刊））。

それらのプロジェクトは、広報の強化とともに、間接的ステークホルダーの醸成にもつながります。広報のプロがとりまとめることにより、力強く的確に発信することが可能となり、大学病院への風評も変化していきました。

この広報専門官の採用による広報体制の強化は、たいへん重要なカギとなりました。採用する前に、「前例がありません。どうして今までの担当者ではいけないのですか。兼任したらいいのではないですか」という意見をいただきました。私は即答で「だめだ、絶対に必要だ」と言いました。現在の病院の状況を考えたときに、魅力を伝える努力をしなければ、立ち行かなくなります。これもトップダウンが功を奏した機能体組織の一例でもあります。

第5の実践

ボトルネックの解消に努める

～トヨタ「カイゼン」に倣う～

1 病院におけるボトルネック

ビジネスの世界でよく耳にするのが「ボトルネック」という言葉です。作業やシステムなどにおいて、ある箇所で能力の低さや容量の小ささが原因となり、物事がスムースに進行せず、全体の能力や速度が改善されない関門となる場所を指します。大きなボトルでも狭いネック（首）があると、一定時間の流量は少なくなってしまうことに由来しています。

岐阜大学医学部附属病院にもいろいろなところに流れを妨げる要因が数多くあり、全体の流れがよくないことを感じていました。外来で大学病院に行くと、駐車場で待ち、受付で待ち、検査で待ち、診察で待ち、会計で待ち、一日がつぶれてしまいます。入院患者さんの場合にも、受付で滞り、術前検査で滞り、手術の前にも待たされるという状況が続いていました。

経営戦略室の新設に伴い、新たに雇用した業務改善の専門家により、ボトルネック解消を図る施策が始まりました。

2 聖域にメスを入れる

ボトルネック解消のために導入したのが、PFM(Patient Flow Management)です。患者さんが入院する前の段階から情報を事前に把握し、入退院の手続きから病床の管理まで、問題箇所を解決し、合理的に行えるようにするもので、業務フローの見直しを図りました。

聖域なき改革を宣言しましたが、その具体的な施策の一つが、2015年1月に設置したベッドコントロールセンターによる病床管理です。

それまでは、各診療科単位で病棟のベッドの管理が行われていました。内科であれば内科の病棟医長が管理し、仮にベッド10床が空いていたとしても、ほかの診療科の患者さんが入ることはありませんでした。外科の病棟に耳鼻科の患者さんはいませんでした。つまり、ベッド管理は各診療科の聖域だったわけです。

病院経営の視点からみると、明日埋まらないベッドを空き状態にしておくのは、まったく利益を生み出しません。いや、国民の税金を使って作った病院に空きベッドがあるということだけで国民に対する裏切りであるとさえ感じていました。そこで、明日埋まらないベッドは診療科の持ち物ではないことを明らかにし、ベッドコントロールセンターを立ち上げて中央で管理することにしました。逆に各診療科の管理するベッドには90％以上ベッドを利用していなければならないという義務を課しました。空床病床を一元管理すると同時に、病床の弾力的運用を強化することで、病床利用率は大きく増加し、平均在院日数が短縮することによる診療単価が向上しました。

聖域という側面でいえば、手術室枠の再編成も行いました。それまで10年以上、その枠は固定されていましたが、ここで改めて再編成することにしました。同時に術前管理センターを稼働させ、手術患者の状態を早期に把握できるようにしました。その結果、２０１４年度当初７・５枠だった手術枠は、５月から８枠、10月から９枠と半年で大きく拡大することに成功しました。

いずれも患者目線という視点でも重要であり、満足度が向上する要素です。また、医師や病棟の看護師らにとっても負担が軽減し、入退院の支援に携わる医療スタッフのモチベーションの向上にもつながりました。

3 ワンストップサービスの確立

ボトルネックを一つひとつ解消していくために、資源であるベッドの供給と患者さんの流れという二つの視点から施策を進めていきました。安定したベッドの供給があるからこそ、円滑な患者さんの流れが生じます。ベッドコントロールセンターができたことで、両者が円滑に動くようになり、共同体組織から機能体組織になるきっかけができました。

次に手掛けたのが業務フローの改善です。業務フローを整えることは、患者さんの満足度にも大きく影響していきます。

PFMの導入により、大きくボトルネック解消が図られたことの一つは、入院センターの新設です。入院が決まった患者さんはセンターに行けば、ワンストップでサービスを受けられる仕組みです。センターでは、薬剤師が服用している薬を聞き、看護師が検査による症状の早期発見をし、患者さんが利用しやすいようになりました。また、これまで受付を担っていた病棟の看護師にとっても、負担が大幅に軽減され、業務改善が図られました。

日本海軍の連合艦隊司令官だった山本五十六は、「やってみせ、言って聞かせて、させてみせ、ほめてやらねば、人は動かじ」という名言を残しています。当初、入院センターの立ち上げを提案しても、まったく進んでいませんでした。そこで、私の出張に合わせて看護副部長、事務課長など主要メンバーに声をかけ、入退院センターの先進施設である北海道大学病院に視察に行くことにしました。担当者らもメリットを目の当たりにすることで、必要性を深く認識し、行動に移すことができました。

4 トヨタのカイゼンに倣う

経営戦略室の目玉の一つは、業務改善の専門家の採用でした。ボトルネックを知ることになった『ザ・ゴール』（ダイヤモンド社刊）は、生産管理におけるボトルネック解消についてまとめられていました。生産管理といえば、言わずと知れたトヨタ自動車が頭に浮かびました。

たまたま義兄がトヨタ自動車に勤めており、トヨタ本体の常務を経て、大阪トヨタの社長になっていました。その経歴を同じように歩み、先に退職していた西山均氏に白羽の矢を立てました。西山氏には二つ返事で快く引き受けていただき、病院長特別補佐として迎え入れました。

西山氏には、これまで感じてきたボトルネックを伝えるとともに、病院内を回ってもらい、課題を洗い出し、指摘してもらうことにしました。トヨタ流のノウハウを取り入れ、院内の〝カイゼン〟に一役買ってもらいました。そのなかの一つに駐車場の「カイゼン」があります。

5 慢性化していた課題と不満を解消

かつて、岐阜大学医学部附属病院が岐阜市中心部から郊外に移転するときに、駐車場の議論がありました。それは多すぎるのではないかという議論でした。

私の前任地の香川医科大学が同じように郊外に位置していたため、駐車場不足を経験していました。「駐車場は間違いなく足りなくなりますよ」と教授会で発言したのを覚えています。実際にふたを開けてみると、ピーク時には駐車場に入るために並ぶ車の列が道路を塞ぎました。駐車場が少ない分、空きを待っている人も多く、大学病院内の人の流れは、完全に停滞していました。また、「大学病院はいつも混んでいる」という負のイメージをさらに膨らませてしまうことになりました。

西山氏の助言を仰ぎながら、外来患者用の駐車場を拡充することにしました。職員向けの約１００台分の駐車場を外来患者向けに切り替え、収容台数を５００台に増やしました。渋滞は解消され、満車になることはほぼなくなりました。一方で、将来、駐車場を拡大することを考慮し、最低限の１００円（24時間）を徴収して内部留保を増すための有料化の策をとり、患者さんにも理解と協力を求めました。少なからず不満もありましたが。

転用元の職員用の駐車場にも問題がありました。職員用の駐車場は、収容台数が足りないことがわかっているにもかかわらず、転用前と同数の職員に駐車カードを販売していました。つまり、在庫のない商品を売っていたわけです。もちろん、駐車場はダブルブッキング状態となり、入れなかった車は不法駐車をしてしまうというモラルなき事態となりました。そうなることを予測していたので水面下で交渉を始め、翌年には土地を手当てし、職員用の駐車場を４５０台に増やして改善を図りました。モラルを要求するためには基本的な資源がなければ要求できません。モチベーションも著しく低下します。慢性化していた課題であり、職員の不満の原因でしたが、解消することができました。同時に原資を稼ぎ出す必要がありました。また、忙しい医師が出入りするのに安心して駐車ができるようにしたいという思いもありました。そこで、有料の指定駐車場制度を導入しました。

6 会計の待ち時間を大幅短縮

大学病院において、大きなボトルネックの一つに、会計の待ち時間もありました。

医事課が会計を担当しますが、患者さんからすると、1日がかりで診察して、ようやく終えてお金を払って帰ろうかというときに、さらに長時間待たされていました。私たちからすると、お金をいただく重要な瞬間に、カスタマーである患者さんを待たせていました。

会計担当者にも言い分はありました。「こちらだって一生懸命やっています。それで時間がかかってしまうのは仕方ありません。待っていただくしかありません」。一見、正当な理由にも聞こえますが、当時最大48分も患者さんを待たせている状況を「おかしい」と思わなければならないのです。

まず、西山氏が注目したのは、混んでいる時間帯の窓口の数でした。スタッフ数や人件費などの制約から、どの時間帯でも同じ数の窓口業務を行っていたのです。そこで、岐阜大学工学部の生産管理担当の山本秀彦氏にも協力していただき、会計が一番混み合う時間帯に一時的に1レーン増やした場合、どれだけ短縮できるかをシミュレーションしてもらいました。すると、混み合い始める10時から2時間だけ窓口を6から7レーンに増やせば、

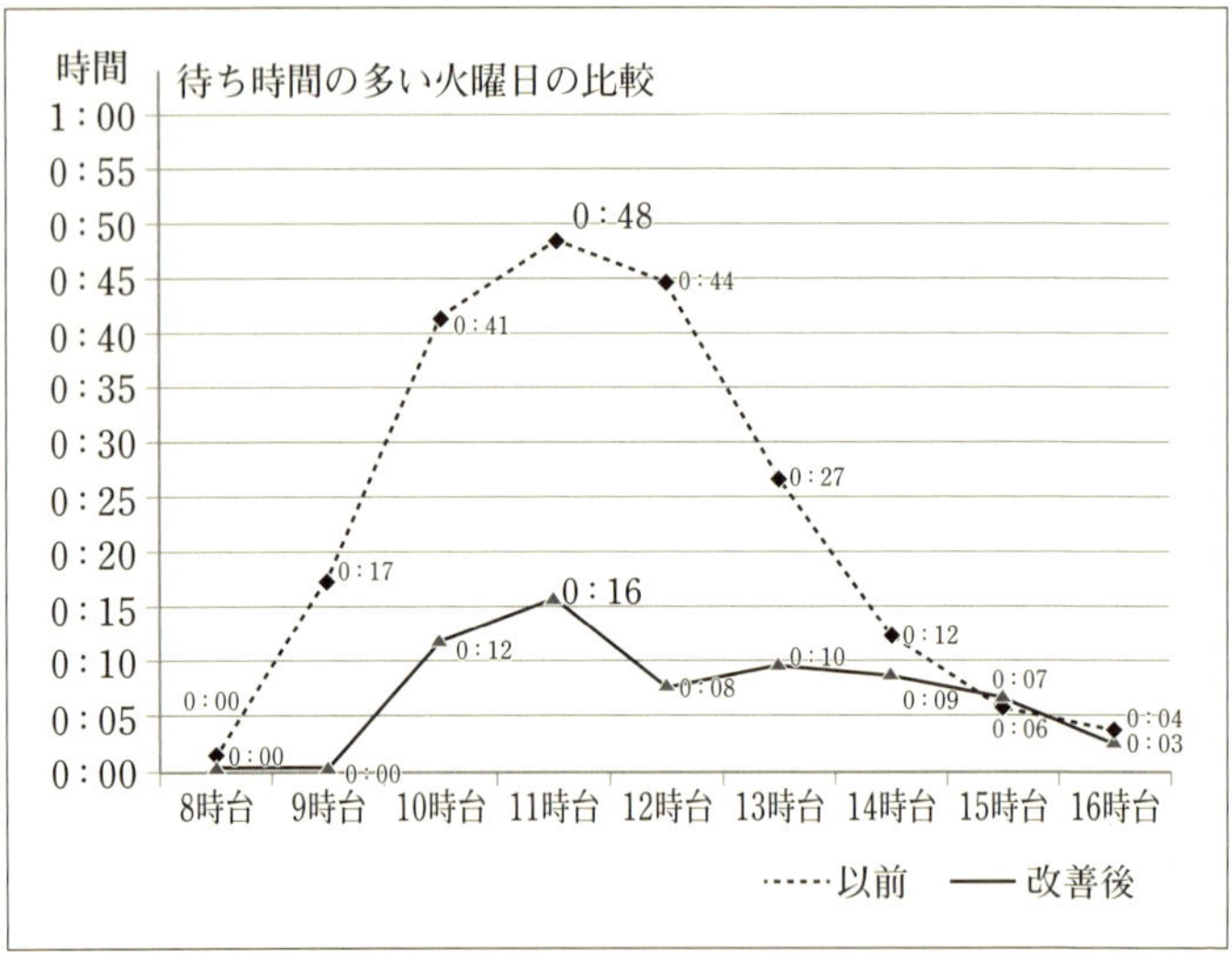

図8　なんと！ 48分→16分に短縮

待ち時間は最大16分にまで短縮できることがわかりました（図8）。同時に、医療費の後払いサービスを導入しました。地方の国立大学病院としては初の試みで注目されました。患者さんは事前に申し込みをすませておくと、受診後の会計時に優先窓口に立ち寄り、診察が終わったことなどを確認すれば、すぐに帰ることができます。診療費は月末締めで、指定された口座から引き落とされる仕組みです。患者さんの待ち時間はなくなり、私たちも事務の負担が軽減され、ほかの業務に人材を回すことができました。

〝カイゼン〟の取り組みは、検査ラインでも行いました。とくに採血は、担当する看護師によって時間差が生じてしまうこともあります。採血の窓口を増やすとともに、看護師の研修機会も増やし、患者サービスの向上を図りました。けれどもこれは一時的な対策であることはわかっています。そのため、現在、根本カイゼンのためのタスクフォースを立ち上げてデータ取りから開始しているところです。

同様に診療科においては、眼科が非常に込み合います。そこで、待ち時間を表示するパネルを設けて、見える化を取り入れました。同時に目が不自由な患者さんからの問い合わせに対応できるスタッフを配置し、利便性の向上と満足度の向上に努めました。

7 入口・出口戦略を進める

病院内での患者さんのボトルネック解消とともに、病院に来る前と後の対策も重要になります。そこで、患者さんに大学病院に来ていただけるように、入口と出口の戦略を進めました。

入口戦略では、医療連携センターが中心となり、全診療科が参加する連携シンポジウムやセミナーを開催しました。また、紹介患者数上位10病院と30クリニックの病院長を私が直接訪問して感謝状を贈呈しました。「アンチ大学病院」という病院を一ったりとも作りたくありませんでした。病院長同士のつながりを密にしておけば、ほかの部分も円滑になっていくと考えています。

入口戦略以上に重要なのが出口戦略です。岐阜大学医学部附属病院でどれだけ患者が増えたとしても、転院先がなければ入院期間が長くなり、単価が下がります。大学病院に限らず、在宅医療に移行するときでも同様です。もっとも経営的に有利な時点で退院するための出口病院を確保することが重要です。そこで、県内にある23の病院やクリニックとアライアンスパートナーを締結しました。私が救急医療に長年携わっていたこともあり、もともと各病院とのつながりが深く、理解と協力をいただき、非常に進んでいます。病床の空き状況をお互いに共有し、医療ソーシャルワーカーを中心に、職員同士が病床の情報交換を行い、患者さんにとって不安がないような流れを作りました。

8 患者動向を予見する

経営を進めていくうえでは、現状はもちろんのこと、近い将来、会社や病院がどのようになっていくのかということを予見する必要があります。

医療分野では、将来を見据えた地域医療構想というものがあり、そのなかで大学病院の位置づけを明確化する作業を行いました。10年後を見据え、診療科再編への道筋を立てる必要がありました。岐阜大学医学部附属病院は岐阜県全域における急性期医療を担うと明記されました。とくに岐阜医療圏は、今後全体的に人口は減少していくものの、65歳以上の高齢者は増加していくことがわかっています。まさに医療におけるマーケティングです。

一方、今後、三大疾患といわれている「外傷、骨折などの外部性疾患」「呼吸器」「脳血管障害」が増えていくと見込まれています。大学病院では脳卒中センターをすでに立ち上げていたので、呼吸器センター、外傷センターを新たに作りました。そのことで、大事な3領域をカバーすることができます。

さらに、土日でもリハビリテーションができるようにリハビリテーション科を新設してスタッフの増員を行って強化しました。

また、最新の医療機器「ダ・ヴィンチ」やドクターカーシステムを導入しました。遺伝子診療部の新設、小児外科医の雇用、被ばく医療の基幹病院になるなど、その特性と患者動向を予見しながら、必要に応じて拡充を図ってきました。

これもいわば種まきの一つです。近い将来、何が起こっても対応できるように準備をしているのです。

第6の実践

ESなくしてCSなし①

～従業員満足に重きを置く～

1 ESなくしてCSなし

以前から医療以外の経営者らとの交流もあり、「ES(Employee Satisfaction：従業員満足）なくしてCS(Customer Satisfaction：顧客満足）なし」という言葉は認識していました。いざ自分が病院長という経営者の立場になった瞬間、「病院にかかわるすべての人たちが働いてくれなければ、経営は回らない。この人たちが満足するように動かないとだめだ」という実感が湧きました。

ESなくしてCSなしというのは、ビジネスの世界では当たり前ですが、患者さんをお客さんと認識していない病院が多いので、イメージが湧きにくいかもしれません。しかし、私たちはサービス業です。患者さんはお客さんであると私は考えています。従業員である病院スタッフが満足しないで、患者さんに満足を与えられるでしょうか。患者さんは満足を得られるでしょうか。従業員が文句を言っていたら、患者さんは満足できるとは決して思えません。最高のサービスを患者さんに届ける最高の病院を確立するという一丁目一番地を成し遂げるためには、従業員の満足は欠かせない取り組みでした。

2 モチベーションを高める

ほとんどの国立大学附属病院では、日雇いである非常勤職員の医師が数多く在籍しています。医者になって10年が経過しても、日雇いというのはまったく珍しくありません。多いところでは半数以上、人数でも300人以上が非常勤である病院もあります。近年、働き方改革が注目されていますが、大学の医療現場ではそれ以前の話です。大型連休で休みが続けばその分、給料は減ります。社会保障は国民年金であり、国民健康保険です。

国立大学附属病院の経営はどこも厳しい状況が続く一方で、優秀な人材確保も大きな課題です。そういったなかで、若い医師を中心に非常勤の医師（約160人）を常勤にしました。かつての大学病院は文部科学省によってポストの数が決められていましたが、今は常勤職のポストは定められていません。各病院単位で決めることができます。

人件費よりも医師のモチベーションを上げることが第一と考えていました。そのため、非常勤の医師を常勤医にすることは悲願でもありました。医師は共済組合の年金と保険に切り替わり、精神的にも不安は解消され、仕事に専念できる環境を整えることができたと思っています。給与費が総額年間2、000万円ほど上昇しましたが、その真価は10年後、

20年後に出ます。これらをやった病院とやらなかった病院の明暗が分かれると確信しています。

この提案をしたときに、ほかの大学病院では前例がないということで、非常に強い抵抗を受けました。実に私の任期4年をすべてを使うことになりましたが、達成するまでの4年間、揺らぐことはありませんでした。常に俯瞰的な視点で何が必要で何が不要なのかを見極めていくことが大切です。若手医師の常勤化だけでなく、医療事務職のスペシャリストであるメディカルクラークや、退院や社会復帰の援助を行う医療ソーシャルワーカーの増員など、全体最適化のもと、必要なところには必要な人員を配置し、働きやすい環境を整備していきました。

3 承認する文化を育む

看護師の幹部候補生を中心に事務職・医師・医療職も含めてコーチング研修を行いました。頭ごなしに教えるのではなく、会話を通じて、本人の気づきによって自ら行動に結びつけることに大きな意義があると考えていたからです。双方向でコミュニケーションを図り、人の話に耳を傾け、承認する文化が組織を大きく変えていきます。

それまでは単発で、接遇などの研修はありましたが、実際に継続的コーチング研修をするとなると、予算が必要になります。「やりたいけれどお金がないからできない」というのが、多くの現場で抱えるジレンマだと思います。しかし、最高のサービスを患者さんに届けるために欠かせないことであれば、それは必要経費です。病院長として出費の決断にためらいはありませんでした。

私は病院長時代、新人の看護師に辞令を渡す訓示で「笑顔であいさつすることを1年間続けてほしい」と伝えてきました。そのようなトレーニングは職業訓練でもありません。いったん現場に入ってしまうと、教育は技術論になってしまいます。また、中堅の職員も、トレーニングを受けていないので、後輩に教えることもできません。新人にまず接触する立場にある主任クラスがコーチングを受けることにより、仕事に対する考え方やとらえ方が変わったとしたら、次世代もきっと変わるだろうと思い、投資しました。

この先、コーチング研修を受けたスタッフが副師長、そして師長となったとき、病院全体の雰囲気ががらっと変わり、リーダーシップを発揮してくれるものと確信しています。

4 同志が集まる機会を作る

大学病院は大きな組織であり、部局ごとに忘年会を開くため、職員全体での忘年会は開かれてきませんでした。岐阜大学医学部附属病院で勤務している人同士が一度も顔を合わせることもなく、ほかの部署のことも知らないまま、タコツボのような小組織の中で仕事をしているような状況は、組織にとっても個人にとってもマイナスであると考えていました。

そこで、全職員向けのクリスマスパーティーを初めて開催しました。私自身も50の手習いで始めたサクソフォンを演奏しました。職員も楽器の演奏や出し物を披露するなど交流を深めました。また、あるときには、岐阜県出身のマジシャンMr.マリック氏にも来てもらい、大いに満足してもらいました。

5 多職種の仕事を知る

大企業になると、セクショナリズムが進み、他部署の仕事を知る機会は少ないのが現実かもしれません。大学病院も同様に、縦割りがベースにあるので、ほかの診療科の詳細やほかの医療職やかかわるスタッフについて、知らないことが多々あります。岐阜大学医学部附属病院は高次救命治療センターが横断的にいろいろなセクションとかかわるため、他の大学病院に比べて、垣根はかなり低くなっていますが、実際にかかわることのない部署の仕事については、なかなか理解が進んでいません。また、外部に目を向けたときにも、病院の間接的ステークホルダーである市民の皆さんからみて、大学病院で働いている人のイメージは、おそらく医師や看護師、薬剤師などを思い浮かべる人が多いかもしれません。

しかし、実際には、医師や看護師などのスタッフ以外にも、コンシェルジュやそれぞれの専門の技師など、さまざまな職種の人が病院を支えています。そこで、岐阜大学医学部附属病院のよさや、病院で働く人がどのような仕事をしているのかということを発信し、より身近に感じてもらいたいと思い、「病院長とゆかいな仲間たち」というタイトルで約30の部署の人たちと対談しました(58頁参照)。働くうえでの苦労話やモチベーションの高め方など、ふだん病院を利用するだけではわからないさまざまな話を聞き出し、ホームページや広報誌で紹介しました。

「チーム岐阜大学医学部附属病院」の一員として働いている誇りを感じてもらい、さらに団結力が強まったと自負しています。

6 働きやすさに目を向ける

職場環境を整えることも、モチベーションアップには欠かせない要素です。職員に仕事と育児の両立に関するアンケートを行ったなかで、要望の多かった一つが院内保育所の設置でした。そこで、夜間や休日の出勤もある病院職員が、安心して子どもを預けられるように、保育所「なかよし」を開設しました。それまでは岐阜大学内に平日や日中に預けられる保育所はありましたが、子育て世代の職員がより働きやすいと感じる環境を整えることで、最高の医療を患者さんに届けられるようにしたいという思いがありました。

そのほかにも、病院内でリラックスして働けるように職員ラウンジを新設、研修医のために専用宿舎を新築して無償提供、研修医用手当てを創設するなど、働きやすさに目を向けてきました。

第7の実践

ESなくしてCSなし②

～患者さんの幸福度アップにつなげる～

1 食事に最大限の配慮を

従業員満足とともに、顧客である患者さんの満足度を高める施策もいろいろ手掛けてきました。

病院長には検食という仕事があります。食事の試食です。もともと患者アンケートを見ると、「食事があまりおいしくない」という声が寄せられていました。実際に食事をしてみると、確かに食べられるけれど、決しておいしいとは言えませんでした。入院している患者さんにとっては、食事は数少ない楽しみの一つです。担当者に「当院の食事は病院食なのかもしれないけど決しておいしくない、食事とはいえない」と言い切りました。彼らには気の毒なことを言ったと少し反省しましたが、彼らが、何とかしたいという思いから着目したのがお米でした。お米がおいしければ、食は進むと考えたからです。管理栄養士を中心に検討してもらい、食事のお米を魚沼産コシヒカリに替えました。1食あたりのコストは30円上がりましたが、患者さんへのアンケート調査では、食事に関して「よい」が41％から75％になり、4分の3の患者さんに満足していただけるようになりました。現在でも満足度を高める挑戦は続いています。例えば、月に一回特別メニューの日を設けるなど、努力が結果を生みます。

2 子どもたちの夢を叶えたい

私の人生において、大きな衝撃を与えられた講演会があります。死生学では代表的な哲学者で上智大学名誉教授のアルフォンス・デーケン氏の講演です。デーケン氏の秘書が高校の先輩だったこともあり、当時の医学部長に掛け合い、岐阜大学医学部記念会館で講演会を開くことができました。この世に生を授かったからには、死は避けられません。死のイメージは悲しく、つらいものです。しかし、デーケン氏は笑って死ねることの素晴らしさを伝えてくれました。私は救急の現場で、1時間生きられるかどうかという生と死の間にある患者さんを前に仕事をしてきました。その一方で、2週間しか生きられない患者さんがいたとすれば、「せめて1週間は楽しんでもらいたい」「ニコニコできる瞬間を作ってあげるのが当然必要なサービスではないのか」という思いが根底にありました。

大学病院の小児科病棟では、生まれたときからの病に苦しむ子どもや幼くして寿命を宣告された子どもたちが病床で1分1秒を闘っていました。七夕飾りの短冊には「ディズニーリゾートに行きたい」という願いごとが書かれているのもよく目にしました。私は無理を承知で、事務局を通じて、できる限り早く、いますぐにでもミッキー&ミニーに病院まで来てもらえないかということをお願いし続けました。その思いをディズニー側がくみ取ってくれたのか、小児科病棟の子どもたちに会いに来てくれました。会場には、患者さんとそのご家族60名ほどが集まり、ミッキー&ミニーのダンスを楽しみました。ミッキー&ミニーは、子どもたち一人ひとりとハグや鼻キスをして友達になったり、一緒に写真を撮ったり、貴重な思い出を作りました。また、会場に行かれない患者さんには、病室を回ってもらい、訪問を待ちわびていた子どもたちは歓声を上げていました。ご家族からは「子どもたちの夢が叶ってうれしい」という声をたくさんいただきました。そのなかには、ミッキー&ミニーに会った1週間後にこの世を去った子どももいました。思い出すと今でも涙が止まりません。「生きているときに笑っていてほしい」という象徴となりました。

3 院内で感動を味わう

私はもともとエンターテイナーの気質をもち合わせているのか、「何か楽しみを作り出したい」という気持ちが常にあります。病院は病気を治すところであり、楽しみというのは本当に限られています。せめて、病院にいる間に、日常の出来事を体感したり、楽しめたりできないだろうかと考えていました。

岐阜大学医学部附属病院がある岐阜市では毎年夏になると、3万発が打ち上げられる長良川の花火大会が繰り広げられます。河原までは見に行けなくとも、その感動をスクリーンで味わってもらえたらと、1階アトリウムで花火大会の様子を生中継するという初の試みをしました。当日は会場まで足を運ぶことができない入院患者さんをはじめ、地域の人など、約100人が集まり、250インチの巨大スクリーンに映し出された花火の様子に見入っていました。このスクリーンも友人である会社社長がタダ同然で貸してくれたからこそ実現したことです。改めて人のつながりは、さらに多くの人を救うことを感じました。

別の企画としては、病院内にある多目的ホールでプラネタリウムを開催しました。病院でも星空を楽しんでもらえないだろうかと考えました。プラネタリウムの第一人者である大平貴之氏をお招きし、ギネス世界記録に認定された「MEGASTAR-II cosmos」と同性能のプラネタリウムを上映していただきました。床から天井いっぱいに約1,000万個もの星が映し出され、来場した患者さんたちからはその美しさに思わずため息が漏れていました。この日は七夕で、織姫と彦星にまつわる逸話を聞きながら、異空間の時間をゆっくり楽しんでもらいました。

クリスマスシーズンには、イベントコーナーで連日、さまざまな催しを繰り広げました。近隣の中学生が合唱を披露したり、私も同僚を引き連れてジャズを演奏したりしました。ダイキタナカ氏によるイリュージョンショーでは、会場に訪れた皆さんを巻き込んで、本格的なイリュージョンショーが披露され、一番の盛り上がりをみせました。

私は患者さんから「明日退院するけれど、ここに入院してよかった」とよく言われるようになりました。気持ちよく退院できるかどうかもとても大切なことであると痛感しました。

4 親近感をもってもらう

患者さんのなかには、医師と直接話をすることや、医師に質問することにハードルの高さを感じている人もいます。少しでもその距離を縮めて親近感をもってもらおうと、患者さんの疑問に医師が直接答える「話す会」を始めました。岐阜大学医学部附属病院が長ら

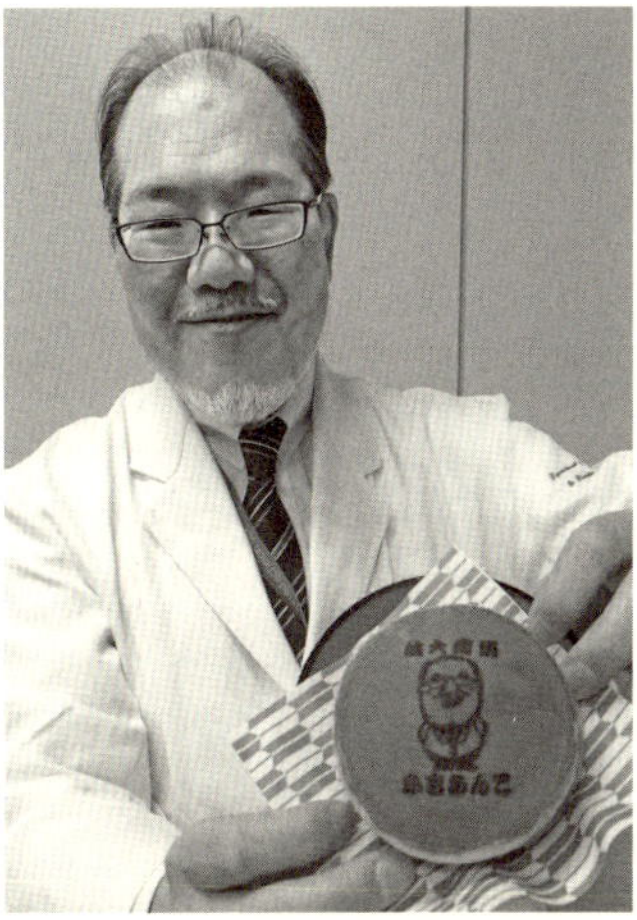

図9　商品名：小倉あんこ（期間：平成29年4月19日～平成30年3月31日　販売数：合計16,439個）

く理念に掲げていた「対話が創る信頼と安心の病院」を実践したいという思いもありました。患者さんと直接向き合うことで、生の声を聞くことや、反応がみられたりして、要望にできる限り応えたいと感じました。また、糖尿病や肝炎など、病気に関する基礎知識や対策など、患者さんにとっても有益な情報が得られたようで、貴重な機会になりました。

　親近感をもってもらうということでは、私の似顔絵があしらわれ、名前をもじったどら焼き「小倉あんこ」の販売かもしれません（**図9**）。病院の名物になるようなお土産をということで、院内のサービスを請け負う一般財団法人誠仁会が製作してくれました。甘さを控え、カロリーも通常のどら焼きより25キロカロリー落とし、コレステロールの少ない岐阜市産の卵を使うこだわりのどら焼きでした。「そんなものを作ったら、おもしろいんじゃない」という雰囲気が生まれ、患者さんや来院される皆さんにも、そのユーモアを好意的に受け取ってもらえたと思っています。一年間で1万6、000個以上が売れたのにはちょっと驚きました。

この一連の流れのなかで、病院長宛ての個人のファンレターをいただくこともありました。涙が出るほどうれしかったのを覚えています。

第8の実践

リーダーに必要な資質を知る

1 カエサルだけがもっている資質

トップの役割には、基本方針設定と総合調整があります。

イタリアを中心に数多くの歴史小説を執筆している、イタリア在住の作家、塩野七生氏は、ローマ人の物語シリーズをまとめた『ローマから日本が見える』（集英社刊）のなかで、イタリアの歴史教科書に触れています。

「指導者に求められる資質は、次の5つである。知力。説得力。肉体上の耐久性。自己制御の能力。持続する意思。カエサルだけが、このすべてを持っていた」。

共和政ローマ期の政治家で軍人だったガイウス・ユリウス・カエサルは、シェイクスピアが描いた『ジュリアス・シーザー』に登場することで広く知られています。人がよくて人を説得できて、体が強くて怒らない。自己制御の能力、しかも正しい目的のためにはあきらめない。私のあこがれであり、そういうリーダーになりたいと今でも思っています。

知力は、現状を正確に把握したうえで問題を解決していく能力。

説得力は、構成員であるステークホルダーに対し、論理的かつ理性的な表現で必要なことを明確に伝えていく能力。

そして、肉体上の耐久性は、事業を継続していくうえで重要な要素である体力です。元気がないと他人を思いやる余裕が湧きません。

次に、自己制御の能力。地位が高まるにつれて、無能となる人がいます。残念ながら、単純で勇敢なだけではよい指導者にはなれません。予測しない事実に当面したときに落ち着いて処理できることを沈着であるといいます。リーダーに求められる自己制御の能力は、沈着になれるかどうかです。私自身、基本的にあまりかっとならない性格ですが、時にはパフォーマンスで椅子を蹴飛ばすこともありました。もちろん、今ではしません。病院で行ったコーチング研修を一緒に受け、傾聴する心、承認することの大切さを自分自身で気づくことができました。

最後に、持続する意思。親しい教授にある言葉を言われました。「小倉先生はいつも勝ち続けているようにみえますが、実は違います。勝つまでやり続けているのですよ」。まさに「そのとおりだ」と思い、納得しました。決して勝ち続けているわけではありません。1回であきらめる人は、そこで負けですが、勝つまでやり続けているのです。子どものころ、いろいろ欲しい物ややりたいことがありましたが、すべて実現しています。大人になってからも同じです。しっかり準備をして、タイミングを計っているだけなのです。

2 決断はしない、決断し終えている

日本のさまざまなリーダー論には決断力が入っていることが多いようです。しかし、前述したイタリアの歴史教科書に書いてある「リーダーに必要な資質」のなかには、決断力が入っていません。なぜ、リーダーの資質のなかに決断力が出てこないのでしょうか。私が考えるには、必要な場面ではもう決断は終わっているからではないでしょうか。プロジェクトに入ったときまでに予測して準備し、決断をすでに終えてすべてが見えている状態にあります。したがって、その結果まで見えているのです。あとは、「知力」「説得力」「肉体上の耐久性」「自己制御の能力」「持続する意思」の下、プロジェクトを実行し完成するのでしょう。おそらく、リーダーになった人たちはそのように行ってきたと考えます。

カエサルは、ルビコン川を渡ります。故事ことわざ辞典などには「重大な決断・行動することのたとえ」「後戻りのできない覚悟を決める」と記されています。ルビコン川に関するストーリーはここでは省略しますが、当時のローマの法律では、軍隊を率いてルビコン川以南に渡るということは謀反を意味し、それだけで死刑に値すると言われていました。戦う覚悟でルビコン川を渡ったカエサルはその後、ローマ市民から圧倒的な信頼を得て、

迎え入れられました。あのとき、渡ったら反逆者になるとわかっていながら、渡らなかったらこの国は滅びると、すでに腹をくっていたと想像します。おそらく、何年もかけて川を渡る準備をして、部下たちが最大限戦える場面を作っていたのではと思いを巡らせます。

3 描くビジョンが見える想像力

組織を回していくには、きめ細やかさ、明瞭さ、先見性があらゆるリーダーに求められています。その要素をもちながらゴールに向かって進んでいると、必要なものが見えてきます。人材、資材、資金など、今足りないものを得るために、勇気を出して埋めに行きます。私が岐阜に戻ってきて、救急医療のチームを作るときも同じでした。30人を集めるなかで、このパートが足りないと思ったら、その人材を集めに向かいました。将来を描くビジョンが明確に描ける想像力が必要です。

4 優秀なマネージャーになる

私の親しい知人の一人に『優秀なプレーヤーは、なぜ優秀なマネージャーになれないのか？』（クロスメディア・パブリッシング刊）を著した柴田励司氏がいます。

柴田氏は著書のなかで、『優秀なプレーヤーで終わる人とは、「自分を守る」「悪い情報を遠ざける」人。優秀なマネージャーになる人は、「周りの人を守る」「悪い情報が先に来る」人』と記しています。悪い情報を届けないと決断が遅れるので、情報を隠すなということです。

『優秀なプレーヤーは自分だけよければよいのですが、優秀なマネージャーは、プロセスをコントロールする必要があると感じています。例えば、誰かに仕事をお願いするときに、依頼した本人が体験したこともない、見たことも聞いたこともないことをやれと言っていることはないでしょうか。部下が期待するようなアウトプットを作れないと嘆く上司。その部下に自分が望むようなアウトプットを見せているのか。さらにはそのアウトプットを作る過程を見せているのか。自分が作業したり、悩んでいたりしている姿を見せているか。それらを自分に問うことをしてみてください。もし、まったく期待していないのに期待以上のアウトプットが出てきたとすれば、それは大変ラッキーです。その部下がきわめて優秀か、あなたの要求水準が低いかのどちらかです』と書いています。

「明日のことを考える」。簡単な言葉ですが、かなりの差が生じます。救急医療の現場でも同様のことが言えます。5分先のことを考えられるのか考えられないのかが患者さんの予後を大きく左右します。例えば、救急外来で目の前に運ばれてきた子どもの症状だけを見て判断するのか、もしこの選択をしたら5分先に何が起こるのかを想像できるかできないかで、患者さんの運命はまったく変わってしまいます。

「まわりを守る」「自分より優秀な部下を集める」「『あっ』と驚く発想をする」「宴会の名幹事になる」「アクションが速い」「『火種』を消しにかかる」「止める術を知っている」「自分を客観視して動く」「年長者に可愛がられる」「社外に人脈がある」「休み方を知っている」「数字のストーリーを大事にする」「『叱る』と『怒る』を使い分ける」「みんなをフォローする」「想定外に強い」。どれも腑に落ちる話ばかりです。それぞれのリーダーの皆さんがそのような優秀なマネージャーになっていくことで、力強いリーダーシップを発揮し、その組織はより強くなっていくと確信しています。是非私の愛読書でもあるこの本を買ってください。

結びに　医療者が目を向けるべき経営的視点とは

「医療とは何か」を考えたときに、患者さんに対して、医療者がどう向き合うかが重要です。極端に言えば、最高の患者サービスを届けるための経営をしなければ、最高の病院であることから逸脱することになります。その視点は決してぶれてはならないところです。

では、どうして病院が傾いてしまうかというと、その視点を失っているからであると思います。医療の世界は、理念なく患者さんを奪いにいくと患者さんは結局集まりません。理念に基づいた病院になると患者さんが集まるのです。救急医療体制もまったく同じです。その体制が破綻した瞬間、地域の医療は破綻することが目に見えているのにもかかわらず、何も手を打てずに変われないという地域は多くあります。

トップに立つ医療者は、確固たる信念に基づいた理念をもつことが必要です。そのベースは教養の深さではないかと思っています。教養の深さとはまさに好奇心です。私の場合、父親が強く影響しているのかもしれません。幼少期、香川県高松市で、6畳と4畳半の部屋しかない狭い借家に一家4人で暮らしていました。そのうち、4畳半の部屋は、父親の本で占められていました。外で遊ばないときは、いわば「自宅図書室」で文化・社会・哲学などの本を読みながら1日を過ごしたこともありました。まさに父にとっての聖域で遊んでいたのですね。

教養の高い同僚からは、「いつも組織を揺さぶっていますね」と言われてきました。そのときはまだ機能体組織という言葉を知ることはありませんでしたが、組織が動くためには人を動かして変えていかなければならないという感覚は養われていました。もしかすると、自宅図書室で育まれた教養と感覚が生かされていたのかもしれません。感覚を論理的に考えていくと理論が後からついてきて確信に変わる瞬間がありました。

医療者が経営に携わるときの視点として、私は全体最適化と経営的感覚が必要であると考えています。全体最適化という考え方は救急医療現場でマネージャーを経験した人間であれば必ずもっている感覚です。とくに災害現場では、客観視して瞬時に判断する能力が求められます。病院経営にも必要な感覚です。

私は2008年から学内ベンチャーとして、救急医療情報連携を目指す革新的なGEMITS(ジェミッツ)というシステムを開発する会社を立ち上げ、社長として運営に携わってきました。貸借対照表、損益計算書、キャッシュフロー計算書といった財務三表を読めなければ経営はできません。だからこそ、病院が危機にあることに気づき、病院にとっては最悪な状況のタイミングで旗振りを買って出ました。子どもは一気には大人にはなれませんから常に自分をみがいて準備しておく必要があります。

岐阜の救急医療体制構築における機能体組織作りから、病院経営における機能体組織作りを確立することができたのは、年長者に可愛がってもらい、病院外に人脈があることが大きな支えとなりました。

安岡正篤師の言葉に、「縁尋機妙（えんじんきみょう）」があります。よい縁は次から次へとよい縁を結んでくれます。いったん引き上げてくれたり助けてくれたりした人への恩義は一生かけて必ず返していくつもりです。

本書を最後まで読んでいただいた読者のあなたに感謝申し上げます。きっと人と人とのつながりがあなたの組織を成功に導いていくことでしょう。

著者略歴

小倉　真治（おぐら・しんじ）

岐阜大学大学院医学系研究科救急・災害医学分野教授
岐阜大学医学部附属病院高次救命治療センター長

1985（昭和 60）年	岐阜大学医学部を卒業後，香川医科大学麻酔・救急医学講座入局
1997（平成 9）年	米国サウスカロライナ医学大学客員研究員
2001（平成 13）年	香川医科大学附属病院救急部助教授
2003（平成 15）年	岐阜大学大学院医学系研究科救急・災害医学分野教授
2004（平成 16）年	岐阜大学医学部附属病院高次救命治療センター長（兼務）
2014（平成 26）年	岐阜大学医学部附属病院病院長を兼務
2018（平成 30）年	岐阜大学医学部附属病院病院長の任期満了を迎え，岐阜大学大学院医学系研究科救急・災害医学分野教授兼同附属病院高次救命治療センター長，現在に至る

2011年　総務省局長表彰
2013年　総務大臣表彰

論文

400 編以上（うち英文 105 編）

著書

『一般医・研修医のための災害医療トレーニング』（へるす出版）

編著

『病院を支える人たち；病院長とゆかいな仲間たち』（へるす出版）
ほか多数

組織論からみた病院経営

定価(本体価格 1,600 円＋税)

2019 年 10 月 1 日　第 1 版第 1 刷発行

著　者　小倉　真治
発行者　佐藤　枢
発行所　株式会社 へるす出版
〒164-0001　東京都中野区中野2-2-3
Tel. 03-3384-8035（販売）　03-3384-8155（編集）
振替 00180-7-175971
http://www.herusu-shuppan.co.jp
印刷所　三報社印刷株式会社

ISBN 978-4-89269-987-0